在家就能做的
简易瘦身瑜伽

主编：美梓

U0208547

江西科学技术出版社

图书在版编目（CIP）数据

在家就能做的简易瘦身瑜伽 / 美梓主编. -- 南昌：
江西科学技术出版社, 2014.4（2020.8重印）
ISBN 978-7-5390-5039-3

Ⅰ.①在… Ⅱ.①美… Ⅲ.①瑜伽—减肥—基本知识
Ⅳ.①R247.4

中国版本图书馆CIP数据核字(2014)第047056号
国际互联网（Internet）地址：
http：//www.jxkjcbs.com
选题序号：KX2014038
图书代码：D14041-102

在家就能做的简易瘦身瑜伽　　　　　　　　　　　　　　　　美梓　主编
ZAIJIA JIUNENG ZUO DE JIANYI SHOUSHEN YUJIA

出　　版	江西科学技术出版社	
社　　址	南昌市蓼洲街2号附1号	
	邮编：330009　　电话：（0791）86623491　86639342（传真）	
印　　刷	永清县晔盛亚胶印有限公司	
项目统筹	陈小华	
责任印务	夏至寰	
设　　计	松雪图文 SONGXUE TUWEN　王进	
经　　销	各地新华书店	
开　　本	787mm×1092mm　1/16	
字　　数	260千字	
印　　张	16	
版　　次	2014年9月第1版　　2020年8月第2次印刷	
书　　号	ISBN 978-7-5390-5039-3	
定　　价	49.00元	

赣版权登字号：-03-2014-92

版权所有，侵权必究
（赣科版图书凡属印装错误，可向承印厂调换）
（图文提供：深圳市金版文化发展股份有限公司　本书所有权益归北京时代文轩书业有限公司）

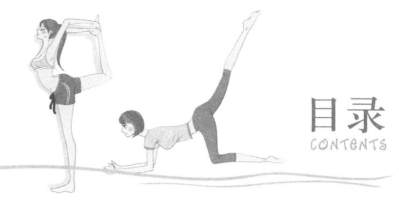

目录
CONTENTS

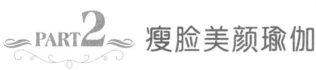

PART 3　矫正脊椎、瘦背瑜伽

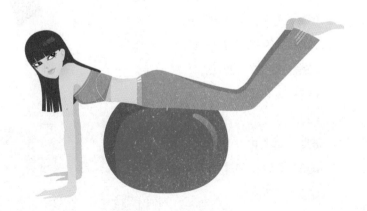

 PART4 瘦臂美肩瑜伽

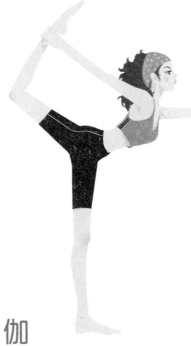

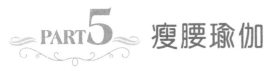 PART5 瘦腰瑜伽

PART 6 瘦小腹瑜伽

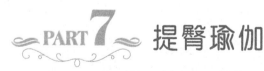 PART 7 提臀瑜伽

PART8 美腿瑜伽

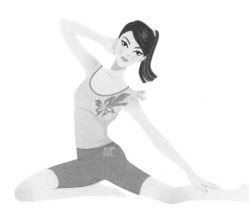

PART 9 丰胸瑜伽

PART 10 全面修身瑜伽

PART 1

健康快速，神奇瑜伽让你轻松"享瘦"

瑜伽，这个来自印度的上古神话，它的魅力已席卷全球，它的神秘令人向往。请跟随我们，走进瑜伽世界，开始神奇之旅，通过锻造你的身与心，自然达到轻松减肥、美妙享"瘦"的目的。

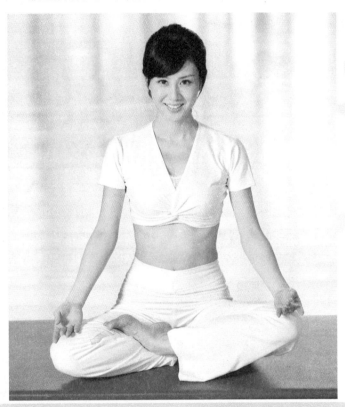

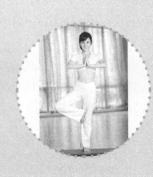

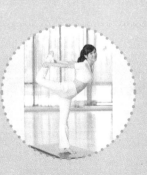

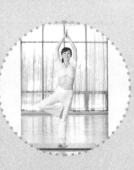

什么是瑜伽?

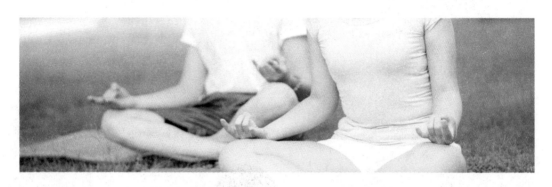

瑜伽是什么?

瑜伽,YUJ,驾驭牛马或给牲畜套上用具;

瑜伽,对身体与心灵进行锻炼的运动形式;

瑜伽,身心的联结、结合、控制、稳定、统一、平衡……

瑜伽,即印度梵语"yug"或"yuj",意为"结合",即自我原始动因的一致,提倡人体自身与周围环境的和谐统一,使心灵、肉体和精神结合到最和谐的状态。瑜伽起源于古印度,距今已有五千多年的历史,被人们称为"世界的瑰宝"。当时的古印度瑜伽修行者在大自然中修炼身心时,无意中发现动物与植物天生具有治疗、催眠、让人放松或保持清醒的方法以及患病时能不经任何治疗而让人自然痊愈的神奇功能。于是古印度瑜伽修行者通过观察、模仿并亲自体验动物的姿势,创立出一系列有益身心的锻炼方法,也就是体位法。

在没有文字记载的远古时代,瑜伽是以言传身教的师徒形式传承下来的。伟大的瑜伽宗师们出于慈爱和怜悯之心,不求回报地把瑜伽的技法和步骤传给世人,使人们能通过瑜伽那永恒不变的智慧,达到健康与快乐的最高层面。

关于瑜伽的记载最早出现在《吠陀经》的印度经文中。大约在公元前300年时,瑜伽之祖帕坦伽利在《瑜伽经》中阐明了使身体健康、精神充实的修炼课程,这门课程被其系统化和规范化,构成当代瑜伽修炼的基础。帕坦伽利提出的哲学原理被公认为是通往瑜伽精神境界的里程碑。

瑜伽作为一门综合了生理、心理、精神和哲学以及健身术的悠久的修身养性方式,一直在印度文化中扮演着重要的角色,后来也对其他国家的文化产生了深远影响。人们通过瑜伽的练习帮助自己达到与自然的和谐与统一,通过身体与呼吸的调节、大脑与情绪的控制,获得身体和心灵的健康。

近年来在世界各地兴起和形成热潮的瑜伽,并非只是一套流行或时髦的健身运动这么简单。其实瑜伽是一种非常古老的能量知识修炼方法，集哲学、科学和艺术于一身。据说，瑜伽原来有840万种不同的姿势，代表了840万个化身。要想从生死轮回中求得解脱，每个人都必须修炼这些姿势。这些姿势代表着人类从最简单的生物到如今全新的智人这整个渐变的过程。几个世纪下来，瑜伽信奉者们对这些姿势作了调整，减少了数量，以致现在所知仅几百种姿势，且在这些姿势中，只有84种有详细的说明。

瑜伽的体位练习是要求配合呼吸的韵律，围绕脊柱伸展身体完成各种姿势的运动形式。方法上强调"动静结合"，练习过程中能把人的神、形、气能动地结合起来，外练筋、骨、皮，内养精、气、神。借着瑜伽体位练习使脑细胞的活动得到调整、改善和提高，有利于大脑控制、掌握各脏器的功能，尤其是调整内分泌系统的功能，其减肥效果不但明显而持久，同时还能美体（塑身、美姿）。

当今时代，瑜伽正开始向全世界传播，它的知识正在成为每个人的财富。许多医生和科学家们都在提倡练习瑜伽。

改造易胖体质，做个轻松瘦美人

一日三餐不正常，

大多在外用餐，

常吃点心、消夜……

小心成为怎样瘦也瘦不下来的易胖体质哦！

胖MM也不要担心，

只要坚持正确的饮食，跟着老师一起运动，

就能轻松改掉易胖体质，持久享"瘦"！

很多"恨肥"人士可能都有过这样的经历：明明每天都吃得很少，还是会胖；好不容易降下来的体重，因为饮食不当，一下子又胖回去了。这时，你就要好好想想，你是否属于易胖体质。以下是一个简单的测试，通过几个简单的特征，让你自我检查自己是否为易胖体质（将每个问题看过以后，在符合你状况的选项上打"√"）。

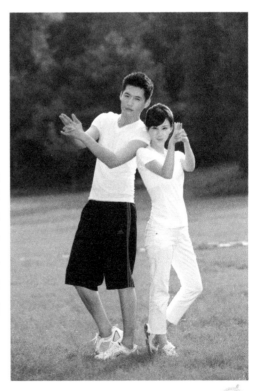

检查你是否为易胖体质

①常常有口干舌燥的感觉，每天喝8杯水根本满足不了你的需求。

②小便偏黄，尿液少。

③经常有便秘的现象，粪便又干又硬。即使经常吃蔬菜、水果也会出现便秘现象。

④非常怕热，而且身体的温度偏高。

⑤身体常有水肿的现象。

⑥喜欢冷饮，喜欢胃里凉凉的感觉。

⑦脸色发红，或是常常容易面红耳赤。

⑧肌肉结实肥厚。

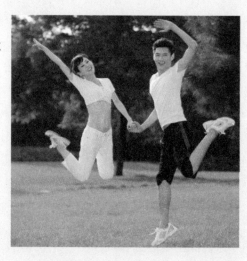

以上8个选项中，只要你有3个肯定的回答，就代表你是易胖体质。肯定的项目越多，表示你身体的易胖因子越多！反之，如果打勾的选项在3个以下，那么恭喜你！你属于易瘦体质，可以不用太担心发胖的问题。不过，你要谨记，体质是会随时改变的，不良的生活习惯、年龄的增长、内分泌的改变，都可能让你变成易胖体质。

对于易胖人士来说，既然知道了自己属于"易胖体质"，那么下一步当然就是要改变自己的易胖体质喽！接下来，老师就要开始传授你"变体大法"。

易胖体质瘦身方法之一：养成良好的饮食习惯

养生专家认为，养成良好的易瘦体质的关键在于，令身体有规律地消耗能量。为此，我们需要好好调整我们的饮食习惯。比如不吃早餐容易令体温过低，阻碍能量的消耗，而太晚吃东西则会影响睡眠，从而破坏体内的平衡。这些都是要改善的地方。总的来说，变成"易瘦"者的饮食习惯应遵从9字方针：早吃好、午吃饱、晚吃少。

易胖体质瘦身方法之二：不吃甜食

其实蛋白质不会使人发胖，糖类才会使人发胖。因为糖类在体内极易被分解或吸收，是人体热量的主要来源。绝大部分食物中都含有糖，那些糖已经保证了你身体的需要。额外过多地食用甜食，能诱发胰腺释放大量胰岛素，促使葡萄糖转化成脂肪。大部分胖子，都有一个爱吃甜食的习惯。所以，要减肥，就尽量不要吃甜食。

易胖体质减肥方法之三：坚持锻炼

很多人肥胖的部位主要在屁股和腹部，这样的人有一个共同的特点：要么长期从事案牍工作，要么不爱活动。长期不运动的人，多余的热量消耗不掉，就转化成脂肪沉积在腹部和臀部了。所以，要想减肥，必须改掉不爱活动的生活方式，要增加运动，消耗多余的热量。

易胖体质减肥方法之四：练习瑜伽

在现在的许多减肥方法当中，瑜伽减肥是最健康、最养生的减肥方法之一，它属于运动减肥的范畴。减肥瑜伽动作既能有效燃脂，又能舒缓颈部、肩膀和背部的疼痛，有助于保持脊椎与肩部的柔韧性，是减肥养生的不错选择。

易胖体质瘦身方法之五：多吃碱性食物

日常生活中要尽量多吃碱性食物。最常见的碱性食物包括海带、白萝卜、豆腐、红豆、黄豆、苹果、洋葱、芥蓝、菠菜、香蕉等。不过并不是酸味的食物就是酸性食物，比如看到会流口水的葡萄、草莓、柠檬等，其实这些东西正是典型的碱性食物。

瑜伽多重功效大揭秘

强化脊椎，缔造健康、有活力、自律舒缓的柔韧身体。

想瘦哪里瘦哪里，削减全身顽固脂肪功效卓著。

腰腹燃脂无与伦比，轻松塑造你的"腰"娆中段。

雕塑明星般健康性感的极致诱惑身材。

瑜伽作为一种非常古老且安全的运动方式，事实上并非只是一套流行的健身运动这么

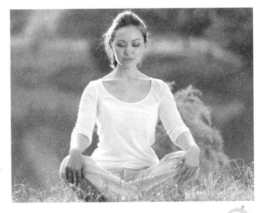

简单。现代人吸取其有益精华，所发现的瑜伽的好处可谓不胜枚举。

减肥瘦身

瑜伽体位练习是一种静力运动，它虽然不像跑步、搏击操等运动那样直接消耗大量脂肪，但是练习瑜伽能加速体内血液循环，把脂肪燃烧速度提高20%，从而达到瘦身减肥的功效。这样练习瑜伽也就不会像高强度的运动那样，损耗人的大量体力，给人以疲劳甚至虚脱的感觉，反而会让人感觉周身舒泰，全身微微发热，让人越练越想练，也有益于保持瘦身效果。

矫正脊柱

瑜伽中的很多体位法，如脊椎扭转式、三角式、鱼式等都是围绕脊椎进行的伸展、扭动练习，通过这些练习，可以有效增加对背部和脊柱神经的血液供应，滋养脊椎神经，加强脊柱的功能。同时，扭转脊柱刺激脊柱周围肌肉肌穴位，还可有效增强脊柱的柔软性和韧性，强壮骨骼。

排毒美颜

练习瑜伽呼吸法，可有效调理脾、肝、肺、胰脏等人体内脏的活力，使各个腺体紧密运转，改善内循环和代谢系统，清除体内毒素及不纯杂质，使肌肤更白嫩、细致、有光泽，更显年轻。练习瑜伽体位法，可有效促进全身气血循环，滋养面部皮肤，从而达到改善肤色、紧致肌肤、预防过敏等功效。

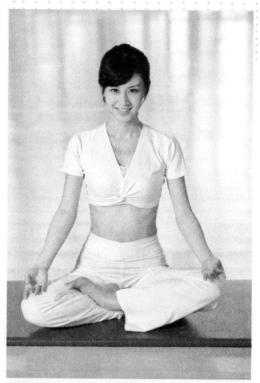

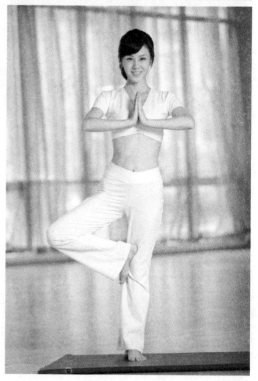

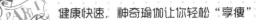

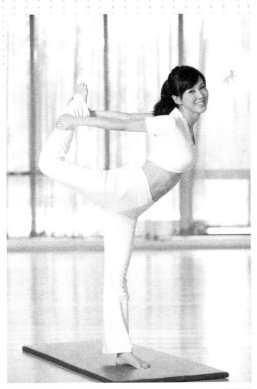

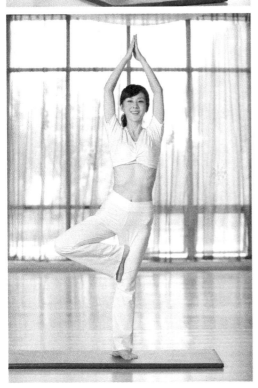

改善情绪

在练习瑜伽冥想法的过程中，人体会进入全身放松的状态，这样人的心跳率和呼吸节奏都会明显减慢，肌体的代谢速度随之减慢，大脑与组织器官也随之进入休息状态，耗氧量降到最低的水平，脑中枢会感到平静、调和，人的心情也变得宁静、舒适。瑜伽冥想法通过对精神的修炼还能加强个人对自己思想和行为的控制力，提高注意力，增强记忆力，提升心理承受能力，从而让你更具自信与乐观。

预防疾病

长期练习瑜伽能增强肌体弹性，提高身体抵抗力，对背痛、肩痛、颈痛、头痛、关节痛、失眠、消化系统紊乱、痛经、脱发等病症有一定预防作用。

消除水肿性肥胖

瑜伽体位法能挤压、按摩内脏，使人体的五脏六腑和谐运作。当肠胃消化功能、肝肾排毒功能都正常时，体内就不会累积毒素和多余水分，"水肿型肥胖"就与你无缘。人的新陈代谢正常了，体内的热量能有效地消耗掉，就不会转化成脂肪，堆积成赘肉了。因此，瑜伽能让你改变易胖体质。

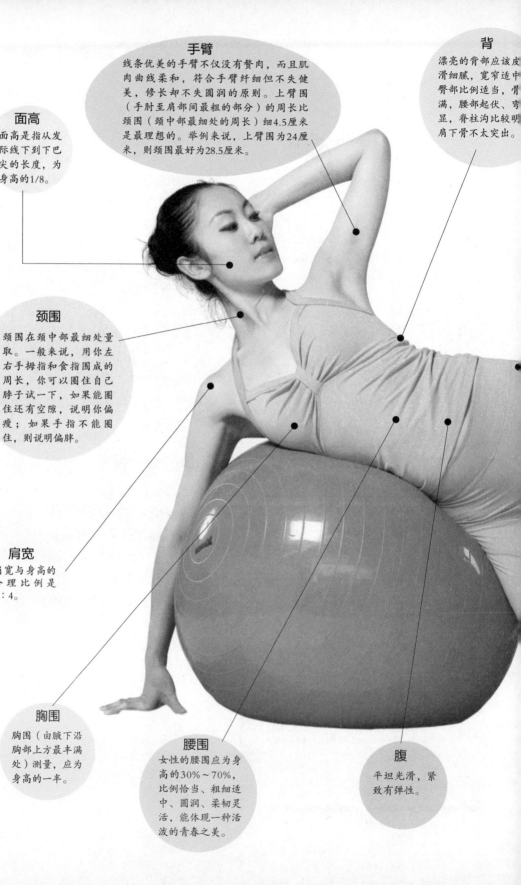

手臂

线条优美的手臂不仅没有赘肉，而且肌肉曲线柔和，符合手臂纤细但不失健美，修长却不失圆润的原则。上臂围（手肘至肩部间最粗的部分）的周长比颈围（颈中部最细处的周长）细4.5厘米是最理想的。举例来说，上臂围为24厘米，则颈围最好为28.5厘米。

背

漂亮的背部应该皮滑细腻，宽窄适中臀部比例适当，骨满，腰部起伏、弯显，脊柱沟比较明肩下骨不太突出。

面高

面高是指从发际线下到下巴尖的长度，为身高的1/8。

颈围

颈围在颈中部最细处量取。一般来说，用你左右手拇指和食指围成的周长，你可以圈住自己脖子试一下，如果能圈住还有空隙，说明你偏瘦；如果手指不能圈住，则说明偏胖。

肩宽

肩宽与身高的合理比例是1：4。

胸围

胸围（由腋下沿胸部上方最丰满处）测量，应为身高的一半。

腰围

女性的腰围应为身高的30%～70%，比例恰当、粗细适中、圆润、柔韧灵活，能体现一种活泼的青春之美。

腹

平坦光滑，紧致有弹性。

上下身比例： 以肚脐为界，上下身比例应为3：5或者5：8，符合"0.618"黄金分割定律。

臀

美臀应形态圆润，富有弹性；臀部大小与腰围粗细比例适当。臀围的尺寸，是指通过臀部顶点的水平方向测量得到的数值，臀围比胸围大4厘米为理想状态。但是臀部并非是尺寸合乎标准便为美观，挺翘更为重要。双腿伸直，脚跟并拢站立，从腰部至臀部的顶点如果在18厘米以内，便属于挺翘型，若超过18厘米者，则属于下垂型。

腿长

腿长为大腿根部到脚踝处的长度。腿长=身高×0.47。

足颈围

在足颈的最细部位，足颈围比小腿围小10厘米。

大腿围

在大腿的最上部位，臀折线下，大腿围比腰围小10厘米。

小腿围

在小腿最丰满处，小腿围比大腿围小20厘米。

Test
检测你的身体曲线，你达标了吗？

真正的理想身材，
四肢要纤细修长，
无论是侧面还是正面，
都呈现出优美的"S"形曲线。
想判断身体是胖是瘦，首先需要把全身的尺寸准确地测量出来，加以记录。如果合乎下面的标准，就是最理想的身材；如果你已经拥有标准身材，通过练习瑜伽也可以让你的身材更完美。当然，如果身材不合乎标准，现在就可以通过练习瑜伽来改善哦！

华丽"变身"前，必学的瑜伽练习安全守则

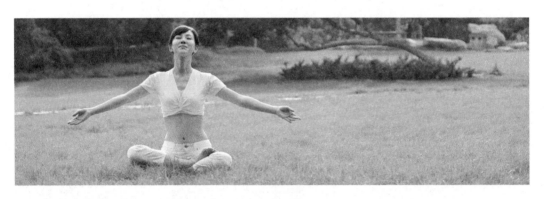

纤瘦、美丽、放松、舒缓、平衡，

瑜伽给我们带来了一种内外兼修的生活方式，

但如果不遵守瑜伽练习守则，也可能会损伤肌体。

因此，练习瑜伽前，我们首先要了解瑜伽练习的安全守则。

　　知晓安全、避免受伤的瑜伽练习守则，是安全瘦身、安全瑜伽的关键。下面是练习瑜伽必备的练习守则，我们一起来看一下吧。当然，除了老师总结的经验，更要结合自身的具体状况，审时度势。

选择自己方便的练习时间

　　自古以来，瑜伽师都是在拂晓鸡鸣时开始练习。清晨，早饭之前是锻炼瑜伽的最佳时间。夏天天亮得早，为了顺应天时我们通常要早睡早起，此时脂肪代谢的效果最佳。不过，只要保证空腹的状态，一天中的任何时间都是可以练习瑜伽的，练习者应该选择自己方便的时间，坚持每天都在同一时间内练习，照样能保证锻炼效果。

　　需要注意的是，饭后3小时之内是不宜练习瑜伽的，不管是早晨、中午、还是晚上，都应该选在饭后3小时后。

选择舒适的练习地点

　　瑜伽是自然的"绿色有氧运动"，当然最好选择安静、空气新鲜的地方进行练习。如果有条件，请尽量到大自然中去练习瑜伽。但千万不要在大风、寒冷或有污染的空气中练习，也不要在太阳直射下练习(黎明除外，因为那时阳光柔和，有益于健康)。生活在都市丛林的我们，受条件所限，可能只能在房间中练习。那么，首先一定要注意保持空气的流通；其次，确保自己有足够的空间向各个方向伸展四肢，不会碰到任何东西，尤其是有尖角的东西。

避免练习前后沐浴

练习前后半小时应避免沐浴。在练习瑜伽刚刚结束的时候，全身的毛细孔都呈打开状态，马上沐浴容易使"外邪"侵体，影响身体健康。练习前沐浴也不好，淋浴会加快血液循环，影响练习瑜伽时呼吸和精神的集中。

最佳的洗浴时间应选在练习瑜伽前1小时左右，使身体变得更加洁净和轻松。减少肌肉紧张，并打开身体各个关节，让您的练习达到更好的效果。

控制饮食

瑜伽最好在空腹时练习，一般来说，饭后3小时之内都不宜练习瑜伽姿式。如果很难做到，你可以在练习前1小时左右，进食少量的流质食物或饮料，比如牛奶、酸奶、蜂蜜、果汁等。练习时，也可以喝一点清水帮助排毒。

瑜伽练习结束后也不宜马上喝水，否则能量会集中在消化系统，从而影响练习效果。最好是练习后1小时后进食。

在家练习瑜伽需要准备的工具

进行瑜伽练习前，
你要为自己选择合适的瑜伽服装，
认识帮助你将动作做到位的瑜伽辅助工具，
为自己创造更好的瑜伽锻炼氛围。

练习瑜伽前，最好提前准备好瑜伽服、瑜伽垫、瑜伽球、音乐等工具，它们能帮助你快速进入练习状态，提高练习效果。

瑜伽服

对于瑜伽初学者来说，服装是最基本的装备。由于瑜伽运动最注重身体的柔韧性，所以瑜伽服的设计以修身剪裁为主，设计师们通常会注意选取极富弹性、手感柔软顺滑的布料，以保证透气和练习时肌体不受束缚。一般来说瑜伽服上衣有长袖、短袖、背心、吊带几类，而裤子则有直筒、喇叭、七分裤等类别，通常按照自己的喜好随意搭配即可。瑜伽服的材质则以棉、麻等天然制品为佳，要避免使用化纤类制品，以保证练习时身体可以自由伸展，呼吸顺畅。

瑜伽垫

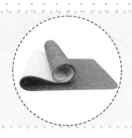

瑜伽垫有很好的稳定性，可以防止在练习时滑倒，还能在练习时保护练习者的关节。瑜伽垫的选择要具有针对性，一般初学者可选用厚一点的，熟练者则可选用薄一点的。

瑜伽绳

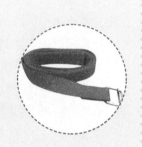

瑜伽绳也是一件辅助练习用品，一般由纯棉纱织造，两头配有塑料扣及金属封头。瑜伽绳有防滑、长度伸缩功能，能帮助我们做一些拉筋或延展动作。例如，初学者在做某些体式时完全够不到自己的脚，必须弯屈膝盖才能够到，这时你就可以采用瑜伽绳来辅助练习。没有瑜伽绳的，也可以用长毛巾来代替。

瑜伽砖

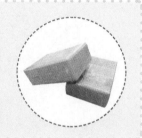

瑜伽砖也是为柔韧性差的练习者提供的一种辅助工具，瑜伽砖可以帮助练习者支撑身体，完成练习。例如，在进行三角式练习时，在侧腰下弯幅度不够时，可利用瑜伽砖辅助完成该动作的练习。如果没有瑜伽砖也可以用书本来代替。

瑜伽球

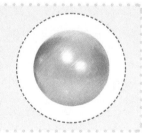

瑜伽球是一种配合瑜伽运动的球类运动工具。利用瑜伽球进行瑜伽练习时可以做很多伸展身体的运动，不但能避免肌肉酸痛，还有按摩作用。

毛毯、水杯等

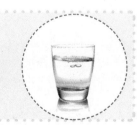

除了以上用具外，练习瑜伽时常用到的工具还有毛毯、毛巾、水杯等，各人可以根据自己的需要选择。

瘦脸美颜瑜伽

人的年龄一般都写在脸上，脸部肌肤的弹性及松弛度是判断人的年龄的标准。怎样才能变得更年轻、皮肤更紧致？如何变成冻龄美人？下面为您推荐一套美颜瑜伽教程，简单的瑜伽动作不仅能增加脸部皮肤弹性，还能有效减少脸部脂肪达到瘦脸功效。

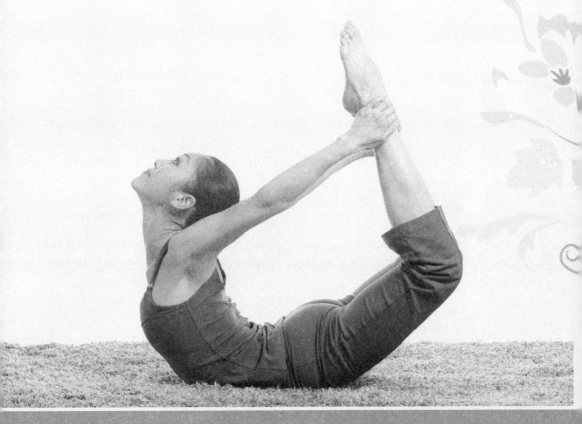

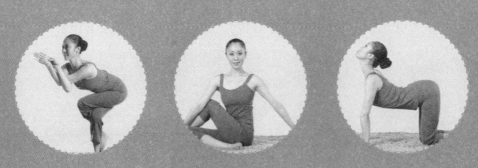

至善坐

注意事项 练习本体式时，注意始终保持脊柱和后背垂直于地面；下部柔韧性不够的人，可在臀部后半部加一个垫子，使双膝贴近地面。患有坐骨神经痛或骶骨感染的人不应做这个姿势。

1 双腿伸直平坐在垫子上，吸气，弯曲左膝，左脚掌紧贴右大腿内侧，左脚根顶住会阴部位。

功效：
至善坐可以减轻压力及焦虑，平静大脑和心灵；通过呼吸动作按摩腹腔器官，促进身体新陈代谢，延缓衰老，强化中下背部肌肉的力量。

2 弯曲右腿，将右腿脚跟放在身体内侧，双脚脚跟轻轻相触。双手做智慧手印，轻放于膝盖上。

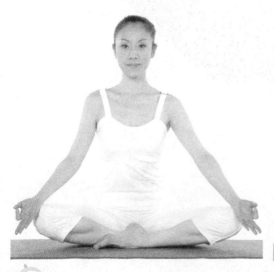

3 吸气，下颚微微向里收，双手合十在胸前。双手肘与地面平行。膝盖尽量贴近地面，保持身体下半部分的稳定。

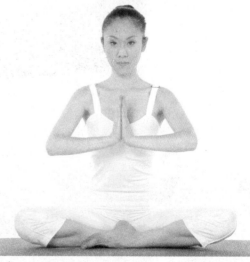

坐广角A式

注意事项 练习时，不要过分追求身体前倾，否则会使背部脊椎弯曲、肩部上耸，反而使身体得不到正确的拉伸与放松。

1 双腿伸直平坐在垫子上，双手放于体侧保持身体平衡。吸气，坐骨紧压地面，向头顶的方向伸展脊椎。轻轻地将手掌向下压，感觉肩部向下降。

功效：
身体前倾的动作，可以促进脸部血液循环，营养面部肌肤；促进骨盆区的血液循环，还能锻炼支撑膀胱和子宫的肌肉，改善月经不调，防治内分泌失调引起的黄褐斑等问题；拉伸腘绳肌，可伸长腿部线条；缓解髋部的僵硬姿态，缓解坐骨神经痛症状。

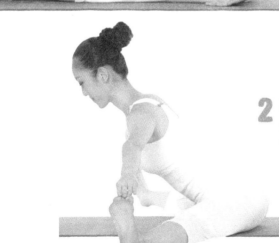

2 双腿向两侧伸开，大腿、膝盖和脚尖朝上，保持脊柱伸直，用双手的食指和中指勾住双脚大脚趾。

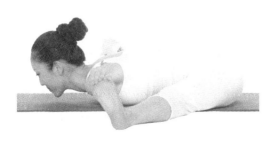

3 呼气，身体向前弯曲，脊柱保持舒展，脊背不要弯曲，沿着地面伸展身体，胸部、腹部尽量贴近地面。保持5～8次呼吸的时间。

在家就能做的简易瘦身瑜伽

莲花坐前屈扭转式

注意事项 前屈时，臀部不要向前抬起，应稳稳地坐在地面上。初学者或腿脚僵硬者若感到腿部血液循环不畅，应采用简易坐或半莲花坐姿，不可勉强自己。

1 莲花坐姿准备：吸气，上身前倾，双手支撑地板，右臂穿过左臂下方，带动身体向左转，右耳贴地，呼气。注意双肩依然保持在一条直线上，背部不要拱起，尽力往前。注意臀部不要移动。

2 吸气，伸直左臂，向天空方向延伸，带动头部向左上方转动，右肩放在地板上，感受双臂朝两个方向的延伸。

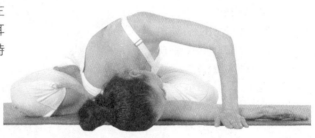

功效：
刺激身体和头面部的血液循环，振奋精神，细致面部肌肤，减少皱纹；训练腰部力量，强健脊椎和肩关节；对内脏有压力和刺激，可以增强内脏功能。

3 呼气，收回左臂，右臂合十。眼睛看向斜上方的方向，保持8~10个呼吸的时间。收回时，先用左臂支撑肩部，再缓慢收回身体。

蜂鸣式调息法

注意事项　练习时，调笑嬉闹会让身体产生不稳定的动作，让心境无法处在平衡的状态。

1 腰背挺直，自然坐在垫子上，双腿交叉，双手放在膝盖上，下颌抵住锁骨处，眼睛看向脚跟。身体放松，感受从头到脚的气息和血液的不断流动。

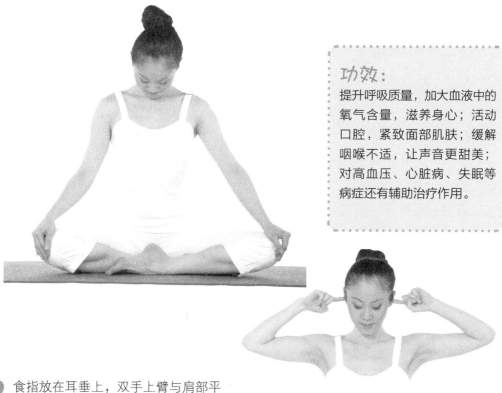

功效：
提升呼吸质量，加大血液中的氧气含量，滋养身心；活动口腔，紧致面部肌肤；缓解咽喉不适，让声音更甜美；对高血压、心脏病、失眠等病症还有辅助治疗作用。

2 食指放在耳垂上，双手上臂与肩部平行于地面。双眼微闭，下颌微微内收，保持脊椎伸直。缓慢呼出气体，倾听身体内部的声音。重复2~3次。

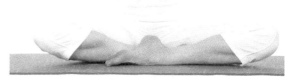

清凉式调息法

注意事项 应空腹练习此式，练习过程中不要讲话，专注于自己的身体和内心的宁静，闭上眼睛更容易集中注意力。患有高血压、心脏病的人不应该练习此法，或先征询医生的意见。

1 坐姿，双腿和双脚并拢，双脚脚趾交叠放置，脚背着地。双手放在大腿上，脊椎向上充分伸展。用嘴巴缓缓吸气，再用鼻孔缓缓呼气。

功效：
锻炼面部肌肉，增强皮肤弹性，同时迅速改善脸部供血；调养、镇定、放松和平静神经系统；抑制心情忧郁和精神紧张；增强肝、脾和消化功能，还有解渴的作用；清除体内废物，洁净血液，促使生命之气在我们体内的流通。

2 张开嘴，把舌头伸出一点，将舌头卷成一条管子。用嘴慢慢吸气，能够听到和感到清凉的空气通过口腔慢慢进入。

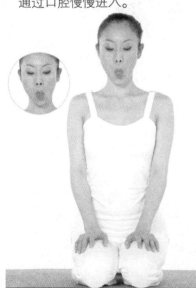

3 将舌尖抵住上颚，上下牙齿轻轻咬住。呼气时，用两个鼻孔缓慢排气，直到排尽空气。每个深长的呼吸为一个回合。可以反复练习，但每日练习不要超过30个回合。

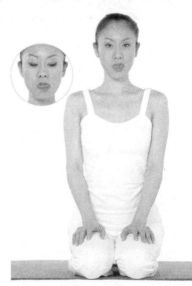

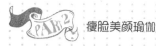

头部放松式

注意事项 练时该式注意不要扭曲脊柱，保持左右肩部的平衡，以免身体肌肉的错误拉伸，造成关节扭伤。

1 正坐在垫子上，弯曲左膝，将左脚掌贴近右大腿，左脚跟贴近会阴处。右腿弯曲向后，右小腿靠近右大腿和臀部。

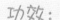

功效：
促进面部血液循环，细致面部、颈部肌肤，增强肩颈部的灵活性；拉长颈部前侧肌肉，修饰颈部线条；拉长脊椎，保持背部向上延展；扩展双肩，矫正高低肩等不良体态。

2 吸气，抬高双臂，双手交叉抱住后脑勺。眼睛看向腹部，感受身体向上挺拔延伸，保持手肘和手臂所成的直线与地面保持平行。

3 呼气，收回双臂，交叉抱于胸前，左手扶右肩，右手扶左肩。头部后仰，感受颈部前侧的拉伸。保持5~8个呼吸的时间后，缓慢收回头部，放下双臂，换腿练习。

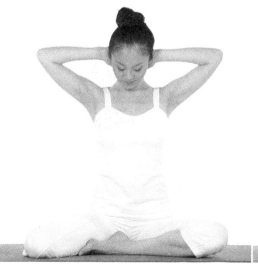

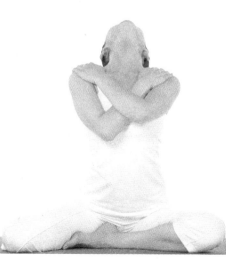

敬礼式

注意
事项 练习该式过程中保持脚掌不抬离垫子，身体不要前倾，同时，臀部也不要后坐，以防向后摔倒。

1 自然蹲在垫子上，双脚分开略比肩宽，双脚稍朝外；双手于胸前合十，拇指相扣。挺直腰背，目视前方。

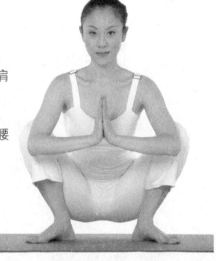

功效：
伸展颈部，改善头部血液循环，对面部、双肩、双臂、双腿和双膝的神经有益；协调身体，增加体内氧含量，改善情绪；软化臀部和骨盆的肌肉，让其更具弹性。

2 吸气，抬头后仰，最大限度地向后伸展颈项，手肘顶住膝盖向两侧推开，肩部放平，感觉颈部的拉抻。

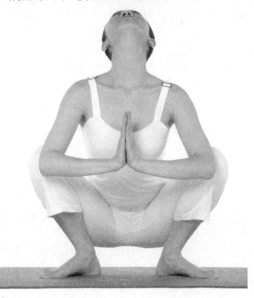

3 呼气，并拢双膝，低头，额头抵于膝盖上，双手合掌向前伸直，指尖指向前方地板，指尖和臀部不要触地。

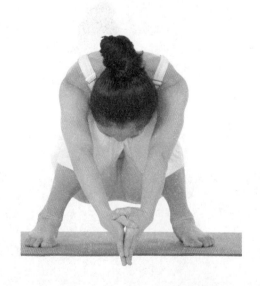

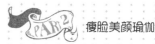

瘦脸美颜瑜伽

狮子式

注意事项 练习该式时，双肩保持平直下压，不要耸起也不要左右歪斜，以免颈部无法向前伸展。呼气时应缓慢，使啸声长而均匀。

1 双腿并拢跪坐在垫子上，双肩打开，双手轻轻放在大腿上，脊柱向上延伸挺直，髋部朝下坐，目视前方，放松呼吸。

功效：
缓解咽喉干燥及疼痛；缓解颌部和面部的紧张感，锻炼面部、颈部肌肉，预防面部衰老；增加脑部供血量，促进头面部的血液循环；清洁鼻孔和耳朵，对鼻窦炎等病症有一定的辅助疗效；增强肺活量，对胸腹器官有轻微的刺激作用，能使身体器官各项功能得到改善。

2 呼气时，身体前倾，双手张开，五指撑地。眼睛睁大，向上看，凝视自己的眉心。嘴巴张大，舌头尽量伸长。深吸气，下一次呼气时，发出长啸声。放松身休。

跪立狮子式

注意事项 手臂向后伸展时，手掌不应向内翻转，否则可能扭伤手臂。每次练习时尽可能地大声吼叫，以锻炼肺部的力量；训练熟悉后，再使吼声低且长以培养耐力和控制力。

1 双腿微微分开，跪立在垫子上，双手自然垂落在身体两侧，目视前方，放松面部，脊柱保持挺直。

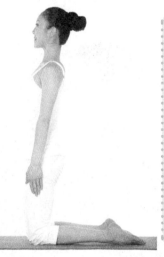

功效：
练习此体式，可以缓解咽喉干燥及疼痛；缓解颔部和面部的紧张感，锻炼面部、颈部肌肉，瘦脸细颈；收紧肩胛骨，塑造优雅的背部曲线；增加脑部供血量，促进头面部的血液循环；清洁鼻孔和耳朵，对鼻窦炎等病症有一定的辅助疗效。

2 呼气，弯曲双膝，臀部朝后移，上身相应往前倾，十指张开绷直，弯曲手肘，宛如扑倒猎物的利爪。眼睛张开，嘴大张，尽量将舌头伸长。

3 吸气，双臂向后伸直，打开双肩，扩张胸部，臀部稍抬起，脚尖不要离地，保持身体稳定，重复3～5次，做深长的呼吸，呼气时，发出长啸声。

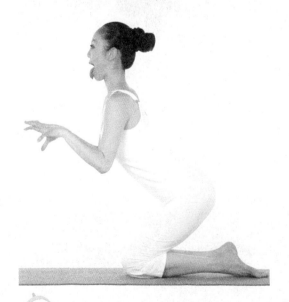

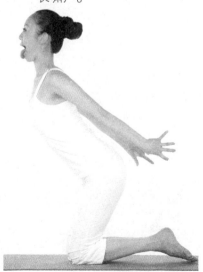

英雄式

注意事项 向前伸展背部时，背部不要弯曲。此体式不适宜膝部或脚腕处有外伤疾患的练习者，心脏病患者和关节炎患者也不要练习这个体式。

功效：
头部下顶的动作，能刺激甲状腺和甲状旁腺的功能，缓解更年期不适，帮助稳定情绪，延缓衰老；活动了髋关节、膝关节和腕关节等关节部位，能促进关节部位的血液循环，增强关节灵活性。

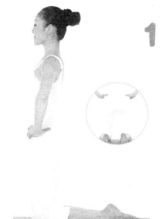

1 双腿分开与髋部同宽，跪立在垫子上，双手拃腰。脚背和十个脚趾贴地，脊柱保持向上延伸。保持自然呼吸。

2 呼气，上身有控制往前落下，前额触地，手放在膝盖窝后面的小腿肚上，眼睛看向腹部，体会身体血液不断地流转。

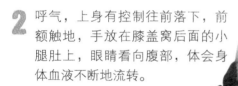

3 吸气，手部顺着小腿朝脚腕处滑动，臀部后坐带动身体往后靠，臀部落在双脚之间的地面上时，脚跟紧贴臀部，手放在大腿上，充分伸展上半身。

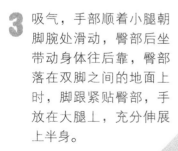

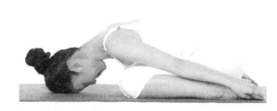

4 呼气，臀部不要离开，上身折叠向下，直到腹部贴近大腿根部，前额触地。双手轻轻抓住双脚脚掌，放松背部，放松全身。

英雄前屈式

注意事项 上身向前倾时，臀部要收紧，稳稳地坐在脚跟上或者双脚脚跟之间的地面上，不要在身体前弯时离开脚跟，以免后坐力不足，给肩部带来前冲的压力，否则有可能损伤颈椎。

1 跪立在垫子上，双膝分开与臀同宽，臀部坐在双脚脚跟之间，完成英雄式的坐姿。双手放在大腿上，脊椎向上充分伸展。

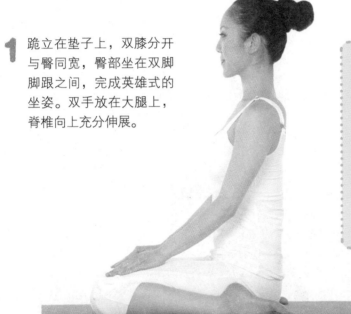

功效：
练习这个体式可以安抚镇定头脑，让身体得到充分休息，缓解背部、颈部和四肢的疲劳；减轻头部压力，缓解头痛症状；促进面部血液供给和毒素的排出，美容养颜；锻炼、调节脊柱，减轻背部、颈部疼痛。

2 吸气，身体向上延伸。呼气，上身缓慢前倾，脊椎一节一节朝前落下，双手沿着腿部、地面向前滑动，至手臂完全伸直后保持，做深长的呼吸，停留保持5个呼吸左右的时间。

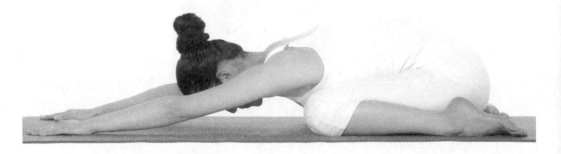

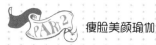

瘦脸美颜瑜伽

车轮式

注意事项 在练习该式这个体式时，保持颈部放松和肩背部的收紧，将上身的重心稳固在肩颈处的位置，以免发生摔倒，扭伤颈部和肩部。背部受伤，高血压和低血压者都禁练此式。

1 仰卧姿势准备，放松身体，均匀地呼吸。

> **功效：**
> 促进从脊椎到大脑的血液循环，营养紧致肌肤；同时按摩背部肌肉，使整个身体消除疲劳，为身体注入能量。

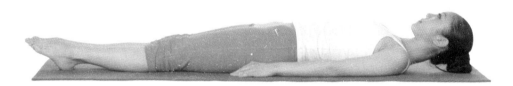

2 吸气，双腿向上向后抬起，随着髋部的上提，轻轻弯曲脊椎，进一步向上提起背部，双腿与地面平行。保持骨盆悬在空中，颈后部和肩部打开放松。

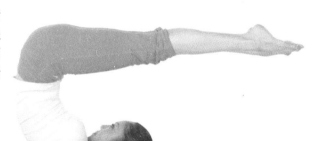

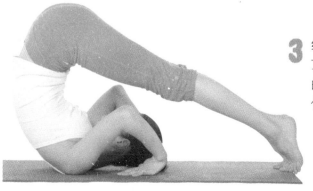

3 继续吸气，伸长双腿，双脚放在头顶后方地面上。双手放在头部两侧的地面上。屈肘，指尖压在肩下。保持5~8次呼吸的时间。

033

卧束角式

注意事项 练习此体式时，注意避免双脚高低不平，头颈部上扬抬起，以免加大头颈部压力，引起血液循环不畅，呼气困难。月经期、产后女性不宜练习此式。

1 平躺于垫子上，身体放松。

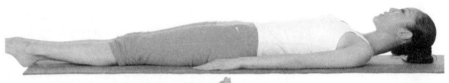

2 双腿并拢，吸气，向上抬起腿部和腰背部，下巴顶住胸锁骨的位置。保持自然的呼吸。

3 再次呼气时，身体继续往身后翻转，背部完全离地，脚落至地面上且大幅度分开，防止臀部后坐扭伤颈椎。用双手的指尖去碰双脚脚趾，保持3~5个呼吸的时间，再缓慢地收回身体。

简易式：
如果这个姿势的练习使得背部紧张，可以稍微屈膝，抓住脚趾。如果在练习的开始很难抓住脚趾，可以再保持双腿伸展的同时抓住脚踝，然后双手逐渐地移动到脚趾。

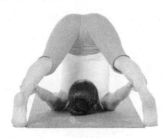

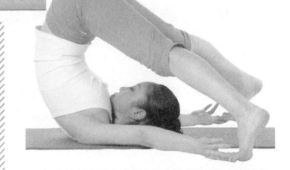

功效：
该体式中以后侧为基点的身体转动可以放松颈椎，拉伸颈部肌肉，缓和肌肉的紧张和僵硬；促进头面部的血液循环，细致美化面部肌肤；骨盆的提起可以收缩腹部，按摩腹腔器官，预防腹内器官下垂。

膝碰耳犁式

注意事项 练习此式时，脊柱、颈椎应处在同一直线上，尽量向上挺起，以免身体重心不稳，给脊椎和腰背部造成强烈的挤压感，引起练习者感到头晕和其他不适。

1 平躺于垫子上，身体放松。

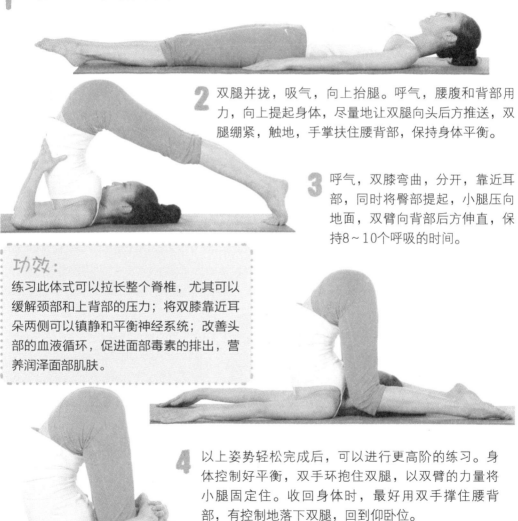

2 双腿并拢，吸气，向上抬腿。呼气，腰腹和背部用力，向上提起身体，尽量地让双腿向头后方推送，双腿绷紧，触地，手掌扶住腰背部，保持身体平衡。

3 呼气，双膝弯曲，分开，靠近耳部，同时将臀部提起，小腿压向地面，双臂向背部后方伸直，保持8~10个呼吸的时间。

功效:
练习此体式可以拉长整个脊椎，尤其可以缓解颈部和上背部的压力；将双膝靠近耳朵两侧可以镇静和平衡神经系统；改善头部的血液循环，促进面部毒素的排出，营养润泽面部肌肤。

4 以上姿势轻松完成后，可以进行更高阶的练习。身体控制好平衡，双手环抱住双腿，以双臂的力量将小腿固定住。收回身体时，最好用双手撑住腰背部，有控制地落下双腿，回到仰卧位。

前伸一式

注意事项 练习该式过程中，应将双腿完全伸直，以拉伸脊柱，保护下背部。如果在练习最后的姿势时感到背部不适，可将双脚再分开一些，脚趾略微内转。

1 山式站立，双脚分开约肩宽，保持双脚内侧平行，脚趾向前，双腿伸直，膝部绷紧。双臂交叉互抱，右手握住左肘，左手握住右肘，吸气，双臂举过头顶，置于耳侧，脊柱向上伸展。

2 呼气，上身保持平直，缓慢前倾。当上身与地面平行时，停留保持2~3个呼吸的时间，稳定控制好自己的身体。

3 身体下压，双腿伸直，双臂接近地面，感觉脊柱从尾椎开始，一节一节地往下延伸。吸气，起身，双手放开，恢复山立式站立。

功效：
这个姿势可以使脊柱充分伸展，并使腹腔内脏器得到调节。由于低头时流向头部的血液增加，因而可以镇定大脑细胞，缓解脑部压力，同时可以缓解面部肌肤疲劳，防止面部老化。

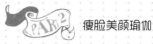

叭喇狗A式

注意事项 练习此式时，要注意稳定好身体的平衡。头颈部要放松，有血液倒流的感觉。

1 站立，双脚打开约1~5个肩宽。腰背挺直，胸腔微微打开，手臂扶腰，手肘稍朝外打开，收紧上下臂。

2 继续缓慢呼气，身体从髋部往下深屈，双手放在双脚中间，双手间的距离与肩膀同宽。保持腰背伸直和肩部的放松。

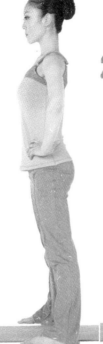
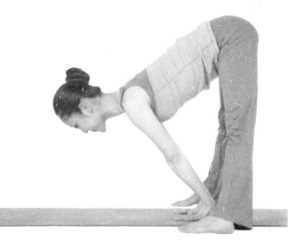

3 吸气，肘部弯曲，胸部前倾，头顶地，肩胛骨下滑并收拢，大腿肌肉用力上提。慢慢地自然呼吸5~8次。收回，呼气时先拉伸背部，双手放在髋部上。吸气，起身站直。

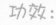

功效：
拉伸腿部、背部的肌肉，增加对上半身和头部区域的血液供应，滋润这部分区域的神经系统，让头部保持清醒，恢复精神和活力；促进头面部的血液循环，细致面部肌肤，淡化面部细纹；伸展骨盆部位、腘旁腱和两腿肌肉群。

在家就能做的简易瘦身瑜伽

花环式

注意事项 练习该式时不要放松背下部的力量和支撑。当你的背下部失去支撑的功能，背上部和胸部就会下沉，放松的感觉就不会有。

1 山式站立为起始姿势。挺直腰背站立，双腿并拢，双手放在身体两侧，肩膀微微打开、放平，眼睛看向前方。

功效：

舒展髋部，增强关节的灵活性，使小腿后面、背部、脖子的肌肉都得到很好的拉伸和放松；按摩腹腔和盆腔内的消化器官、生殖器官，改善消化不良、痛经、黄褐斑等病症。

2 双臂前平举，与地面平行，身体保持平衡，双脚并拢。呼气，身体下蹲，臀部不要触地，双脚脚掌稳固地踩在地面上。

3 双膝打开，呼气，身体前倾，手臂向后弯曲，环抱住膝盖，控制好身体的平衡。

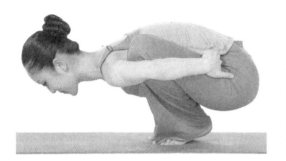

简易式：

很多人由于身体柔软和韧带的问题，在做这个体式时，感到无法平衡身体。这时，可以在臀部后面垫上瑜伽砖，双手在体前合十，帮助扩张肩部、胸部，拉伸背部。

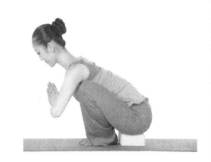

4 呼气时身体继续下弯。呼气，头触地，保持3~5个呼吸的时间，放松身体，还原动作。

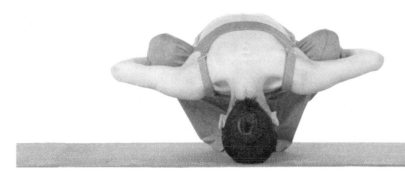

三角转动式

注意事项 练习该式时，要注意左右髋部处在同一水平面；翻转身体时，肩部、胸部朝上打开，扩张胸腔，完全地扭转上半身；上抬的手臂带动上半身往上延展，意识集中在侧腰处，不要把身体的重量都放在落地的手臂上。

1 站姿，两腿分开大约两个肩宽，脚尖朝前。吸气，手臂侧平举，感觉手臂向身体两方延伸。右脚外转90°，左脚微微内转，右脚后跟与左脚弓在同一直线上。

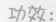

功效：

刺激人颈部的运动，改善面部的血液循环，从而有效地解决面部的暗疮和皮肤粗糙问题；打开咽喉，清理体内垃圾；锻炼并伸展小腿、大腿、腘绳肌腱和腹部肌肉，提高身体的平衡能力和控制能力。

2 呼气，身体前曲，从小腹处向左扭转身体，然后依次扭转胸部、肩部、头部，向上举起右臂，停留保持5~8个呼吸后，还原身体，换边重复练习。

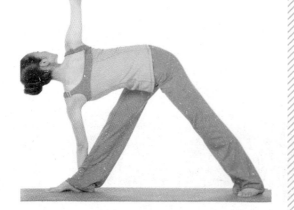

简易式：

身体向后侧扭转时，在手下放置一块瑜伽砖或者手臂放在小腿外侧，都可以减轻腰部的压力，但身体不要下吊，伸直的手臂应带动身体往上延伸。

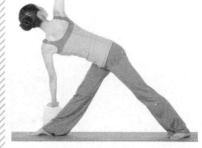

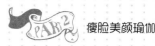

下犬式

注意事项 练习本体式时，注意腿部、腰背部、手臂要保持一个平直的状态，在平直的状态下延伸，便可使身体得到正确的伸展。血压异常或患有眩晕病的人不宜练习此式。

1 跪立，挺直腰背，臀部坐到脚跟上做深呼吸。吸气，身体向上伸直，头部、肩部、腰部和臀部都处在同一直线上。

功效：
头朝下的姿势，可让血液全往头和脸流去，让原本无血色、弹性差、有细纹的皮肤，在血液和营养进驻后，慢慢地拾回年轻光采；同时它还能够锻炼腰背的肌肉，强化背部力量，矫正驼背等不良体态；修饰全身线条，为脊柱注入活力。

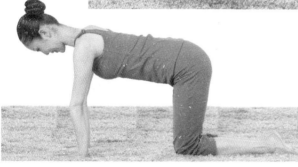

2 呼气，手臂向上举起，带动身体前倾，直至额头落地，臀部不要离开脚跟。手掌落在头部前侧的垫子上，上身前移，调整手臂和大腿间的距离，保持手臂和大腿都与地面垂直。

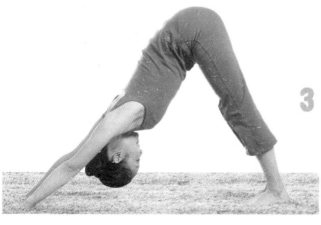

3 吸气，臀部抬起，伸直双腿膝盖，手掌和脚掌紧贴地面。每次吸气时，腰背往下压，臀部向上提伸，保持两次呼吸的时间。

双角式

注意事项 练习该体式时，要保持缓慢的呼吸和动作，脚掌稳稳踩住地面。生理期的女性，尽量不要练习此体式，练习时，也不要使头部下弯过度，以与髋部在同一平面为宜。

功效：

身体倒置，可以促进血液循环，使血液大量涌向头部，滋养脑部及面部神经系统，使脑下垂体及松果体得到充足的血液供应。增加面部皮肤弹性，预防面部下垂。消除色斑，让皮肤白里透红。

2 吸气，抬头，挺胸，胸口向上伸展打开。呼气，身体缓慢地向前、向下伸展，背部变得柔软而纤长，手臂在身后伸直，感觉颈椎、腰椎、尾椎在延展中变得轻松。

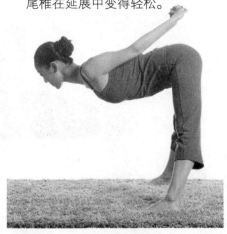

1 站姿，分开双腿约两个肩宽，脚尖向前。双手背后交叉握紧，微微扩张肩部，打开胸部。

4 吸气，缓慢抬起头部，手部在背后不要松开，同头部一起，带动身体慢慢回复，脊椎正一节一节地向上伸展还原。

3 继续呼吸，呼气时，手部向前伸展到地面，前额和头顶的部分轻轻落在垫子上。保持5~8次呼吸，感受腹部的起伏。

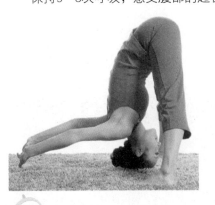

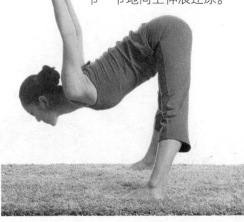

膝贴耳式

注意事项 练习此式时，要特别注意颈部的柔软动作，以免伤到颈部；全身的重量落于后颈部，其次才是两肩，手肘起到的是协助支撑的作用；双腿向后移动时，要注意保持身体的平衡。

1 仰卧准备，掌心朝下放于身体两侧，放松身体。吸气时，双腿并拢抬高，垂直于地面后停留，保持脚尖伸直不要弯曲，呼气。

功效：

练习此体式，可以刺激甲状腺，促进头、背骨的血液循环，调整自律神经；增强头面部的血液循环，细致面部肌肤；使内脏倒转从而缓解紧张感，治疗内脏下垂，改善消化系统功能；有助于减掉背部多余脂肪，对背部美容效果显著。

2 吸气，双腿慢慢往头后移动，至脚尖落地后停留住，伸直双腿，腰背尽量离开地面。稳定好身体后，吐气，眼睛看向腹部，感受腹部的起伏。保持2～3个呼吸的时间。

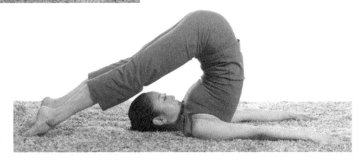

3 吐气时，双膝弯曲，腿部放松分开，双膝轻轻接触双耳。双手轻放在身后帮助保持身体平衡，注意力在腹部和背部。保持5～8个呼吸的时间。吸气还原时，先将脊椎一节一节放下，再有控制地缓慢落下双腿，平躺休息。

鱼式变形

注意事项

练习该式时要尽量让胸部抬起，重心落在肘部，而不是背部。注意，严重的腰部或者颈部损伤者，以及高血压或者低血压患者不宜练习此式。

1 仰卧位预备姿势，身体平躺于垫子上，腿部、臀部、腰部、肩部和头部均匀受力，呈直线，放松。

2 吸气，弯曲双肘，支撑身体离开地面；呼气，头部后仰，头顶贴地，胸椎向上顶出，保持2个呼吸的时间。

3 呼气，收紧腹部，抬起双腿，与地面保持45°，双腿绷直，感受全身的伸拉，保持1个呼吸的时间。

4 吸气时，两掌相对，手臂向后打开伸直，保持2个呼吸的时间。吸气时恢复卧姿，换边重复练习。

功效： 收紧颈部、下颌的肌肉，优化面部、颈部的线条；柔软胸部、腰部区域，刺激神经，促进血液循环；增加肺活量和身体能量；有助于缓解哮喘及其他呼吸方面的问题。

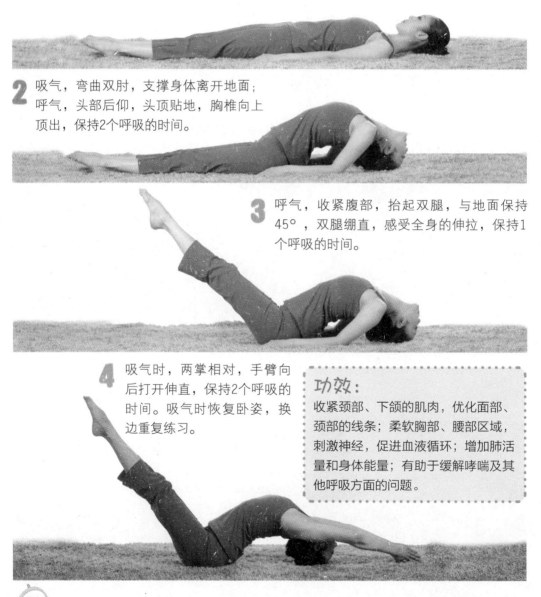

鱼式

注意
事项练习该式时，想象自己是条鱼般灵活，注意力在胸、腰部；整个体式的重点在于以胸腰向上提拉的力量抬高上身，臀部、大腿紧贴地面不要左右摇晃。

1 仰卧，放松身体，呼吸。

2 吸气，胸部微微上提，稍抬起腰背，将手置于臀部下方，掌心朝下。呼吸，放松身体，准备下一个动作。

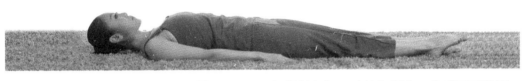

3 呼气，手肘推起上身，双脚往前滑，稍稍移动后停留；移动的同时抬头看脚尖，肩膀往后打开，保持2个呼吸的时间。

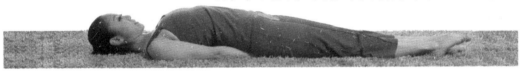

4 再次呼气时，头缓慢后仰，下巴拉高，眼睛看最后，胸部向上挺，身体进一步后仰，至头部着地，保持3～5个呼吸的时间。

功效：
舒展髋部，伸展足弓和脚腕，能增强关节的灵活性，使小腿后面、背部、颈部肌肉都得到很好的拉伸和放松；按摩腹腔和盆腔内的消化器官、生殖器官，能改善消化不良、痛经、黄褐斑等病症。

叩首式

注意事项 练习此式时，一定要集中注意力保持平衡，大腿和地面保持垂直，大腿过于向前倾容易造成颈椎受伤，上身没有拉起则起不到促进血液循环的效果。注意，患有高血压及眼压高的人，不适合练习此式。

1 跪姿，双腿并拢向前弯曲，臀部坐于脚跟上；双手自然下垂于体侧，脊柱伸直、放松，眼睛看向前方。

功效：
此体式有增加头部血液循环，收敛下巴，美化颈部线条，细致面部肌肤的效果；对头顶百会穴的按摩能有效缓解头晕、头痛等问题。

2 吸气，上身慢慢向前倾，直到额头触地，臀部不离开脚跟，双手放在身体两侧，掌心向下，放松手臂。

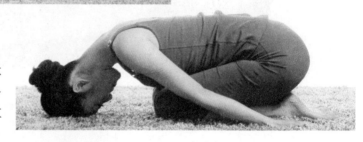

3 呼气，臀部抬起，背部慢慢向前推，直到大腿与小腿垂直，头顶着地，双手用力抱住膝盖窝。

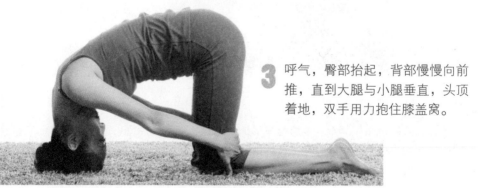

PART 3

矫正脊椎、瘦背瑜伽

背部出现问题，轻微的可能只是线条不够优美，严重的则可能引起炎症及骨骼错位。不想让你美丽性感的背部成为病发灾区，那就尝试着在生活中养成练习瑜伽的习惯吧。美背瑜伽不仅可以很好地让背部减肥，还可以强身健体，预防肩周炎、腰椎病等问题。

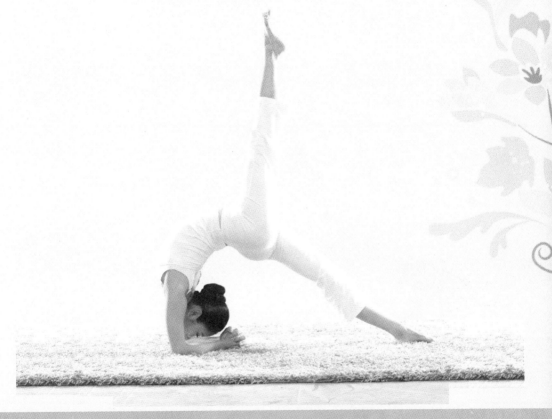

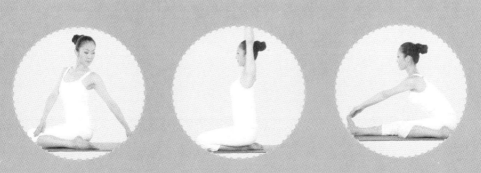

吉祥式

注意事项 练习该式时，为了专注精神，可闭上眼睛。注意，女性经期时不可练习此姿势。

功效：

常做吉祥式，可改善新陈代谢、刺激腺体、调整及强化耻骨尾骨肌肉的骨盆基部，增强性功能；改善腰背僵硬状况，舒缓情绪，缓解坐骨神经痛等症状。同时，还有助于消除腰部内侧赘肉，治疗低血压及便秘。

1 挺直腰背端坐在垫子上，弯曲双腿，双脚脚掌相贴，双手交叉握住前脚掌。眼睛直视前方，双膝下压，感受脊柱向上延展。

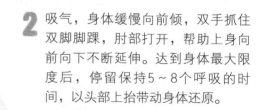

2 吸气，身体缓慢向前倾，双手抓住双脚脚踝，肘部打开，帮助上身向前向下不断延伸。达到身体最大限度后，停留保持5～8个呼吸的时间，以头部上抬带动身体还原。

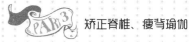

半英雄式全伸展

注意事项 练习这个体式时，注意膝盖不要弯曲，这样不仅不能拉伸腿部后侧肌肉，还有可能拉伤腿部的韧带；背部的弯曲和双肩上耸，也会使肩颈肌肉变得紧张僵硬。

1 双腿并拢伸直端坐在垫子上，弯曲左腿，左小腿放在左大腿外侧。吸气，脊椎向上延伸，身体放松，颈椎、腰椎都保持在同一直线上。

功效：
半英雄式全伸展式对于放松骨盆后面的紧张能发挥特别的功效。练习这个姿势也可以打开骶骨区，刺激脊椎神经和坐骨神经；加强背部肌肉的锻炼；加速身体的血液循环，清除体内垃圾。

2 呼气，上身前倾，双手去抓右脚脚趾，右脚绷起，右膝盖向下压不要弯曲。臀部不要抬离地面，腰背伸直。

3 继续呼气，脊柱一节一节往下延伸，腹部、胸部、下巴依次分别贴近大腿、膝盖和小腿胫骨处。

跪坐式

注意事项 肩部灵活性和韧性不够的练习者，容易出现手臂无法上抬，腰背弯曲的错误姿势。练习时，将双肩打开，就很容易上抬双臂了。腰背保持挺直，也能给身体向上的支撑力，避免身体弯曲、肩颈部僵硬紧绷。

1 双腿并拢，跪立在垫子上，脚尖压地，小腿肌肉绷紧。双手拀腰，腿部、背部、颈部保持平直，放松呼吸，感觉身体自然舒展。

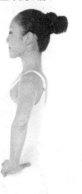

功效：
练习此式，可舒展踝关节、膝关节和髋关节；伸展脊柱，增强腰背力量；强化大腿、小腿和脚腕的力量；促进循环系统的功能，有效调节疲惫身心，为身体注入积极的正能量。

2 吸气，脚跟微微分开，臀部向后坐在双脚脚跟处，手掌放在双腿大腿上，身体继续保持平直向上，双肩微微打开，向后收拢肩胛骨。

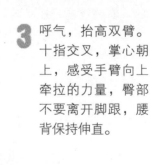

3 呼气，抬高双臂。十指交叉，掌心朝上，感受手臂向上牵拉的力量，臀部不要离开脚跟，腰背保持伸直。

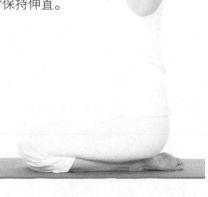

简单坐转体式

注意事项 练习此式时，需要保持身体脊柱的伸直，以脊柱为轴线、尾椎为轴心向身体一侧平直扭转，这样在扭转时便不会使脊椎弯曲，给背部造成压力和损伤。

1 简易坐的坐姿预备。双手放在大腿上，眼睛看向前方，脊椎向上充分伸展。

功效：
练习这个体式，可以有效锻炼我们的脊椎，矫正高低肩；刺激腰部和背部的肌群，增强背部弹性，缓解腰背酸痛等症状；灵活膝关节，促进腿部血液循环，缓解腿部紧张，对坐骨神经痛有一定辅助治疗作用；有效放松身心，镇定心神。

2 呼气，臀部坐到双腿右侧，身体左转，右手落在左膝上方，左手落于身后，下颌微微内收。

3 吸气时，身体进一步左转，把左手手背放在右侧腰处，保持3~5个呼吸的时间。慢慢还原身体，换边练习。

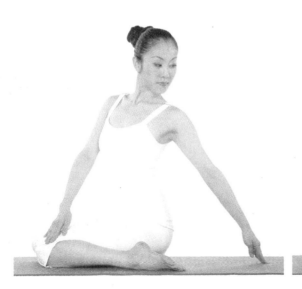

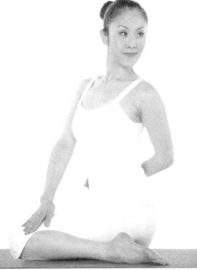

仰卧脊椎扭转式

注意事项 身体扭转时，肩部要紧贴地面，不要抬起，否则容易造成颈椎的压力过大，无法有效放松。

1 仰卧，双腿伸直。吸气，弯曲双膝，双腿靠近身体，双手将双腿抱在胸前，使膝盖尽力贴近胸部。下背部、头颈部贴地，不要抬起。

功效：
伸展脊柱和肩部，强化下背部的力量；能有效减轻下背部疼痛、经痛和坐骨神经痛；舒展胸部及髋部，能改善消化系统和循环系统的功能；锻炼颈部，使颈部更加灵活。

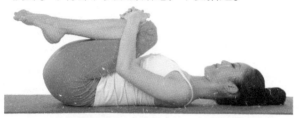

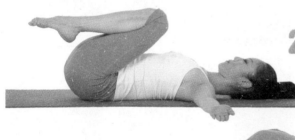

2 呼气，松开双臂，在体侧平展伸直，手掌心朝上。打开肩部，胸部微微扩张，坐骨触地，保持下背部的自然弯曲。

3 吸气，双膝左转，保持下背部的自然扭转，双肩紧贴地面，肩胛骨收拢，头部转向右边，右耳贴地，感受脊柱在垂直方向的轻微扭转。保持3～5个呼吸的时间。

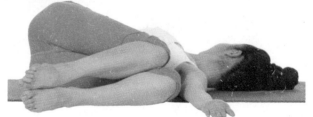

4 吸气，双膝和头转到中间，再将膝盖转到身体右侧，头部转向左侧，左耳贴地。呼气，右膝向下，用左手去抓右脚脚掌，右手扶住左腿膝盖外侧。

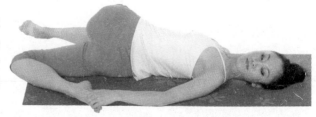

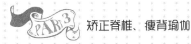

仰卧脊椎腿扭转式

注意事项 双肩始终保持贴地不要抬起，肩胛骨收紧，向上扩张胸部，否则不但会减少功效，还可能引起脊椎受伤。处在生理期的练习者和有腹泻症状的患者最好不要练习这个体式。

1 仰卧在垫子上，双脚并拢伸直，感觉头颈部、腰背部、臀部、腿部依次贴地，完全放松身体。吸气，双腿屈膝，脚掌踩在垫子上，双手掌心朝下，肩膀微微打开，扩张胸部。

2 呼气，伸直左腿，右腿向身体左侧倒去，左手去抓右腿膝盖外侧，右手及臂落在垫子上，右肩不要抬离地面，感受髋部的扭转，骨盆区有微微发热的感觉。保持3~5个呼吸的时间，换边重复练习。

功效：

伸展脊柱和肩部，能强化下背部的力量；能有效缓解下背部疼痛、经痛和坐骨神经痛；舒展胸部及髋部，能改善消化系统和循环系统的功能；锻炼颈部，使颈部更加灵活；使双肾得到按摩，调节泌尿功能，还能调节肾上腺的分泌，改善机体的新陈代谢；放松精神，使头脑更清醒，有助于缓解压抑、焦虑等负面情绪。

上莲花倒立式

注意事项 在个体式中，最重要的支撑点是头部，最容易受伤的部位就是颈部，在练习前一定要做好准备活动，以免受伤，也不要勉强练习。练习中，要尽力保持腰背平直，动作宜缓慢，才能在舒展身体的同时，避免受伤。

1 莲花坐姿，盘腿坐在垫子上，吸气，脊椎保持向上伸直，双手落在臀部后侧的垫子上，五指并拢，朝前伸直。上身微微后倾，上半身的重量落在双手手掌上，坐骨内收，双膝靠近地面。

2 呼气，弯曲双肘，上背部一节一节地落在地面上。再次呼气，双肘撑地，双手扶住腰背部，腰腹和背部用力，向上提起身体，尽量地让双腿向头后方推送，下巴推送至锁骨或胸骨。

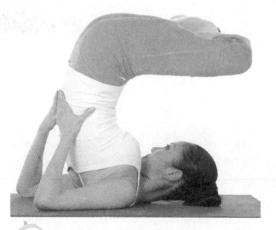
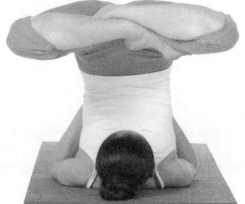

3 保持呼吸，尽量使呼吸变得缓慢深长。呼气时，双腿弯曲，折叠于体前，放松髋部，进一步拉伸背部。双肩打开，手肘内收，帮助身体保持平衡。停留5～8个呼吸的时间，缓缓地还原身体。

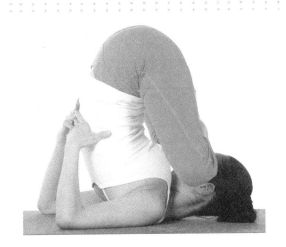

简易式：

初学者或者腰、腿部韧性不够的练习者，可以使用毛巾或者瑜伽带进行辅助练习。双手拉住毛巾两端，脚板踩在毛巾上，拉升腿部。在练习过程中保持腰背平直伸展、腿部绷直拉伸即可。

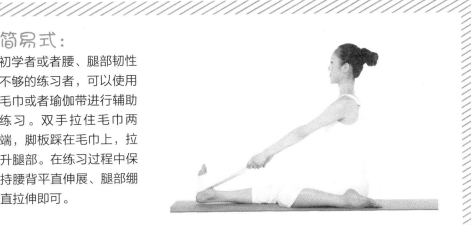

功效：

此姿势充分锻炼了肩背肌肉；刺激甲状腺；改善血液和淋巴循环，保持女性内分泌系统的平衡；促进髋关节的移动性和灵活性，并增强骨盆区域的能量循环；还有助于改善负面情绪和心理障碍，滋养灵性，提升心灵。

坐式腰背强壮功

注意事项 初学者练习此式时习惯弯曲脊椎，利用脊椎的拉力维持身体的后倾，这样可能造成单个脊椎压力过大，既不利于达到练习的效果，还可能加重对腰背部的伤害。

1 坐姿，双腿并拢，屈双膝，挺直腰背；双手置于身体两侧，指尖撑地；头部摆正，目视前方，调整呼吸。

功效：
此式是瑜伽中对背部肌群，尤其是斜方肌和菱形肌刺激较明显的体位。对于因长期伏案造成的肩颈酸痛有很好的舒缓作用，能有效缓解肩部、颈部的肌肉，改善圆肩、驼背等不良体态。

2 吸气，两臂侧举，与地面平行，掌心向下；肩部放松，指尖带动两臂往两边尽量延伸。

3 呼气，双臂由体侧移至体前，掌心相对。吸气打开，呼气向前，重复练习2~3次。

4 呼气，合掌，手臂伸直于身体垂直；保持腰背挺直，以腰腹的力量拉动身体向后倾，保持姿势2个呼吸的时间。

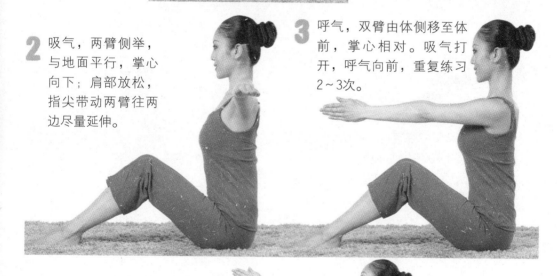

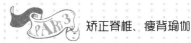

头立三角式

注意事项　练习本体式，一定要注意好保持身体的平衡。臀部上抬时，动作一定要轻柔，伸直脊背，避免头部过于前冲扭伤颈部。

1 跪坐，臀部坐在双脚脚跟。呼气，上身前倾，直至前额贴地，臀部不要离开脚跟。手掌心朝前伸直，掌心朝下。

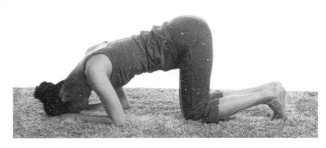

2 双手肘撑地，身体抬起，至大腿与地面垂直后停留保持，前额放在双手中间的垫子上。脚尖点地，控制住身体，不要过于前倾。

3 呼气，臀部进一步抬高，双膝离开垫子，两脚伸直，脚尖顶地，保持身体平衡。

4 吸气，双手慢慢也伸直放松，全部重心移到头顶。做深呼吸，保持5～8个呼吸的时间。慢慢还原。

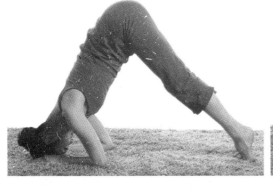

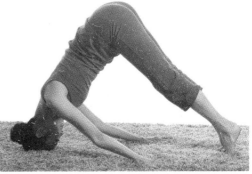

功效：
练习此式可有效伸展脊柱，矫正双肩，美化背部线条；同时能按摩头部，促进头部的血液循环，防止脱发，活络头皮，起到美发的功效。

骑马变形式

注意事项

练习这个体式时，注意保持身体平衡，若不能较好保持身体平衡，会给膝关节带来较大压力，可能扭伤膝盖，拉伤大腿内侧与后侧肌肉。

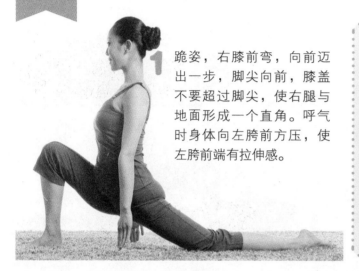

1 跪姿，右膝前弯，向前迈出一步，脚尖向前，膝盖不要超过脚尖，使右腿与地面形成一个直角。呼气时身体向左胯前方压，使左胯前端有拉伸感。

功效：
通过身体的伸展可以调理脊椎和腰椎，矫正脊椎变形，治疗脊椎盘错位和腰椎间盘突出，减轻腰酸背痛及坐骨神经痛；拉伸跨步和腿部弯曲的动作，有助于增加骨盆的血液供应，按摩结肠等器官，还能促进激素分泌，有效防止和治愈便秘等结肠类疾病。

2 右手按压右膝的上方，左腿弯曲勾起，身体左转，左手握住左脚脚尖。

3 右手打开，做智慧手印，手肘抵住右膝；头部右转，双眼注视前方；呼气时左肘弯曲，拉住脚尖向臀部靠近，保持2～3个呼吸的时间。吸气时恢复到开始的姿势，换腿练习。

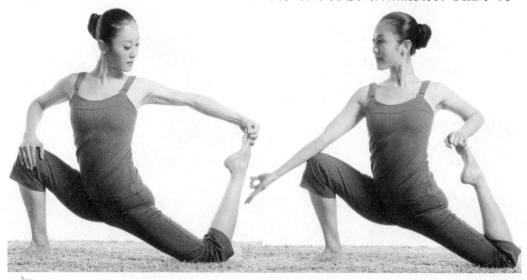

跪姿舞蹈式

注意事项 头部后仰时不要用力，以免扭伤颈椎；练习时一定要注意呼吸的配合，感受身体整体的拉伸；收回身体时要缓慢，以免受伤。

1 坐姿，弯曲右膝，使右脚掌贴放在左大腿处，双眼正视前方。右腿不动，左腿向后弯曲，左脚跟靠近臀部，双手放在左右两腿的膝盖上。

功效：
这个体位可以有效增强脊柱的弹性、改善脊柱变形、侧弯、矫正圆肩驼背，培养优雅体态、提升个人气质等，效果显著。

3 呼气，右手掌心撑地，臀部抬起，身体向后仰，上半身完全转向右侧，保持2个呼吸的时间。

2 吸气，右手扶住右臀后侧的位置，身体慢慢转向右侧，左臂上举，指尖向上延伸。

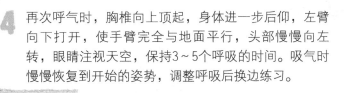

4 再次呼气时，胸椎向上顶起，身体进一步后仰，左臂向下打开，使手臂完全与地面平行，头部慢慢向左转，眼睛注视天空，保持3~5个呼吸的时间。吸气时慢慢恢复到开始的姿势，调整呼吸后换边练习。

猫式

注意事项 练习这个体式时，注意肩部不要耸起，以免颈椎、脊椎得不到充分的伸展；同时，身体也得不到充分的放松，反而可能增加肩颈压力，造成肩颈疲劳与酸痛。

1 四足跪姿，双膝微微分开；臀部收紧，大腿绷直，与地面保持垂直；双臂伸直撑地，与地面垂直。

功效：
练习此式可以充分伸展背部、腿部和肩膀，改善血液循环，缓解肩背酸痛和疲劳，对痛经、经期紊乱有很好的调理效果；能够让脊椎得到适当的伸展，增强身体的灵活性；且有一定的瘦腰功效，特别适合久坐不动的职场女性。

2 吸气，慢慢地将盆骨翘高，腰部向下压，使背部脊椎呈曲线状；肩膀下垂，便于脊椎的伸展；头部慢慢抬起，眼睛注视斜上方，不要过分把头抬高，保持3~5个呼吸的时间。

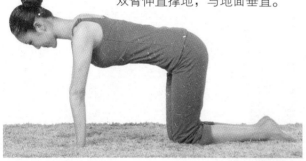

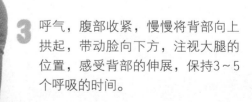

3 呼气，腹部收紧，慢慢将背部向上拱起，带动脸向下方，注视大腿的位置，感受背部的伸展，保持3~5个呼吸的时间。

猫式变形式

注意事项 练习此体式时，一定要注意保持好身体的平衡，以免扭伤腰椎和颈椎。动作不要太快，亦不要猛力将颈部前后摆动或把腰部拱后，不要过分伸展颈部。

1 跪姿，双手和双脚微微分开，膝盖与双臂都调整至与地面垂直。注意腰背要与地面平行，不要内凹或上拱。

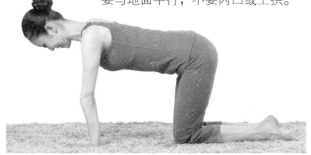

功效：
猫式变形式可以滋养脊神经，使脊柱更富弹性；颈、肩、腰、背在伸展和扭转中都得以放松，可以缓解身体多个部位的酸痛；腰部侧弯的体式可以锻炼到腰部的肌肉，按摩内脏器官，调理各种妇科疾病。

2 呼气，身体左转，左手撑住地面，头部右侧与右臂贴地，感受腰肩的扭转，保持2个呼吸的时间。

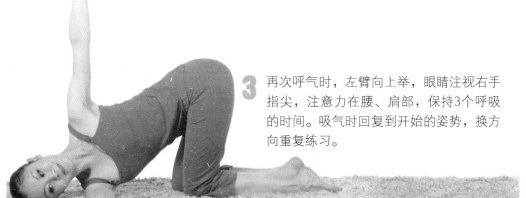

3 再次呼气时，左臂向上举，眼睛注视右手指尖，注意力在腰、肩部，保持3个呼吸的时间。吸气时回复到开始的姿势，换方向重复练习。

双腿头碰膝式

注意事项

练习此体式时，以个人感觉到腿部有紧实感为度，不要刻意追求头接触膝盖的效果，否则可能会引起腿部肌肉的拉伤。当练习熟练后，腹部可以贴向大腿时，便能感受上半身与腿部的贴合与延伸。

1 坐姿，腰背挺直，目视前方；双腿并拢向前伸直，脚尖朝上；手臂伸展于体侧，指尖撑地。

功效：

练习这个体式，可有效拉伸腰背部及大腿、小腿内侧肌肉，刺激脊柱、心脏，改善肠胃功能和经期不适；同时也锻炼颈部和面部肌肉，有效收紧下巴，能美化脸型。

3 双手解开，手臂向下向前移动，与地面平行；呼气时身体、手带动腰背向前倾，腹部收紧，保持腰背在一条直线上，保持姿势2个呼吸的时间。

2 手臂上举，掌心相对，拇指相扣；吸气，保持腰背挺直，尾骨收紧下压，指尖向上延伸，体会脊椎的伸展。

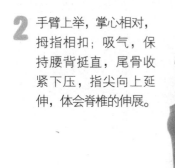

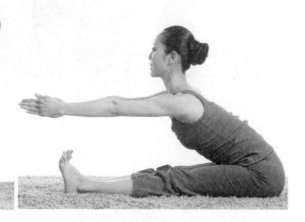

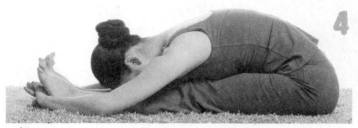

4 再次呼气时，身体继续向前倾，向双腿靠近；放松手臂，两手相握于脚前；收紧腹部，额头尽量往小腿靠，注意腰背部伸直，保持此姿势2个呼吸的时间。

舒缓拉背

注意事项 练习此式时，一定要控制好身体的平衡，动作要缓慢，有控制地起落；身体前倾下落时，双腿膝盖不要弯曲，脚跟贴地不要前后摇晃，以免给腰部、背部带来很大压力，同时还有可能使身体重心不稳，失去平衡。

1 挺直腰背站立，双脚打开约两个肩宽的位置，双臂自然垂落，放在大腿外侧，肩膀放松。

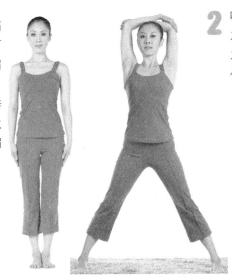

2 吸气，双臂自体侧抬高，交叉，左手握住右臂肘部，右手握住左臂肘部；呼气，脊椎向上延伸，保持1个呼吸的时间。

功效：
练习这个体式，可以有效伸展脊柱，锻炼身体的控制能力和平衡能力，改善腰椎间盘突出等问题；同时可以增强面部血液循环，改善面部细纹。

3 呼气，绷直双腿，身体在双臂有控制的带动下缓慢前曲，至上半身与地面平行，脊椎向前向下延伸。

4 再次呼气时，身体继续向前向下弯曲，至双臂落至地面后，停留保持3~5个呼吸的时间。

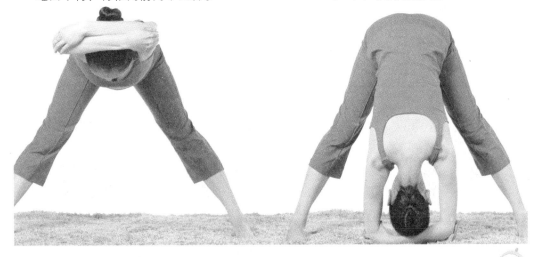

树式

注意事项 练习此式时，要循序渐进，千万不能操之过急，容易出现的问题是抬高的那条腿无法打开髋部、脊柱弯曲，这些都有可能使人失去身体平衡，受到伤害。

1 挺直腰背站立，双腿并拢，双手放在身体两侧，肩膀微微打开、放平，眼睛看向前方。

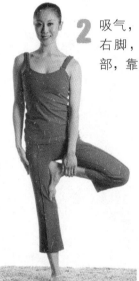

2 吸气，曲左膝，抬高左腿，重心转移到右脚，左手帮助左脚跟放置在右腿根部，靠近会阴处，身体伸直，呼气。

功效：

这个体式能使能量集中于脊椎，增强身体的稳定性，提高平衡能力；加强腿部、胸部和背部的肌肉力量与肌肉耐力；修饰双臂和背部的线条，对久坐形成的不良体态有很好的纠正作用。

3 挺直腰背，稳定身体，吸气，双臂抬起在胸前合十；左腿膝盖朝外打开，脚心抵住右大腿内侧，控制左腿不往下滑。

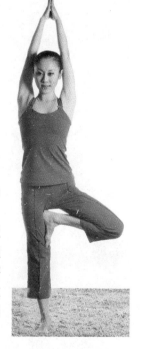

4 呼气时，双臂沿着身体中线向上抬起，推举过头，上臂夹于耳后，伸直双臂，停留保持5～8个呼吸的时间，每次呼气时都将肚脐内收上提。吸气时收回双臂，恢复到开始的姿势，换边练习。

加强侧伸展式

注意事项 练习此式时不要为了追求上身前倾的幅度而弯曲背部，这种错误的体式会让练习者的脊椎无法得到伸展，而胸部内收，易造成呼吸方面的困难。

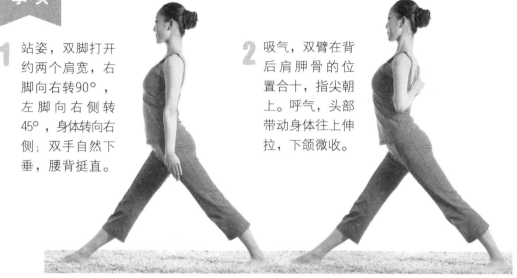

1 站姿，双脚打开约两个肩宽，右脚向右转90°，左脚向右侧转45°，身体转向右侧；双手自然下垂，腰背挺直。

2 吸气，双臂在背后肩胛骨的位置合十，指尖朝上。呼气，头部带动身体往上伸拉，下颌微收。

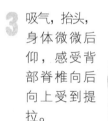

3 吸气，抬头，身体微微后仰，感受背部脊椎向后向上受到提拉。

功效：
练习此体式，可以伸展脊柱，纠正弯曲的脊椎和各种不良体态；拉伸侧腰，有助于减掉腰部堆积的赘肉。

4 呼气，上身向前倾，尽量靠向右大腿，保持3~5个呼吸的时间。恢复站姿，换边练习。

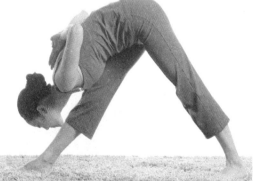

眼镜蛇式

注意事项 身体向后伸展前首先要找准重心，身体重量应放在两腿和两掌上，而身体的其他部位要放松。伸展时则应放慢速度，让身体一节一节地向后弯曲，使脊椎得到充分伸展。

1 俯卧，肘部弯曲，掌心撑于胸口两侧；头部摆正，下颌贴地，双腿打开与髋部同宽。

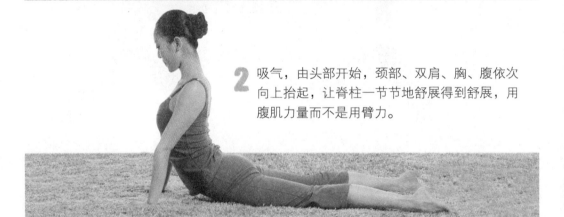

2 吸气，由头部开始，颈部、双肩、胸、腹依次向上抬起，让脊柱一节节地舒展得到舒展，用腹肌力量而不是用臂力。

3 收紧臀部，下颚慢慢抬高呼气，颈椎、双肩、胸、腹进一步向后弯曲，保持3~5个呼吸的时间。吸气时恢复到开始地姿势，重复练习2~3次。

功效：
强化背部和脊柱，使背部所有的肌肉群都得到伸展，缓解背部的僵硬紧张；矫正轻微移位的椎间盘，促进脊椎病快速痊愈；训练腰臀肌肉，完美腰臀衔接处的性感曲线。

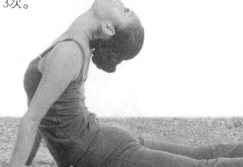

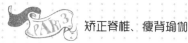

眼镜蛇变形式

注意事项　练习此式时不可用爆发力，要尽量使身体处于舒适状态，让脊柱一节节地向后舒展；伸展时，左右双肩、手掌、骨盆应保持在同一直线上，让身体处于对称平衡的状态；眼镜蛇式系列是一种被动性的上仰恢复运动，练习过程中不能低头。

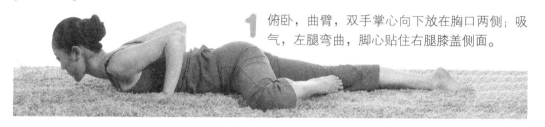

1 俯卧，曲臂，双手掌心向下放在胸口两侧；吸气，左腿弯曲，脚心贴住右腿膝盖侧面。

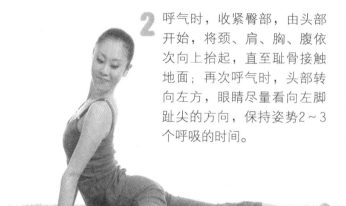

2 呼气时，收紧臀部，由头部开始，将颈、肩、胸、腹依次向上抬起，直至耻骨接触地面；再次呼气时，头部转向左方，眼睛尽量看向左脚趾尖的方向，保持姿势2～3个呼吸的时间。

功效：
针对颈、肩、胸、背、臀、腿等部位进行练习，可强化肩、颈、背、臀等肌肉，具有健胸、收腹、美背、提臀等功效；强健背部肌肉能力，提高脊柱的灵活度，增强脊柱功能。

3 吸气时，再将上半身一节一节地放回地面，下颌贴地，调息。吸气时弯曲双臂，换边重复练习。

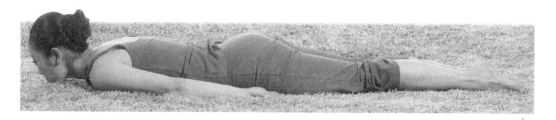

蝗虫变形式①

**注意
事项** 上身抬起时，上身的力量不要落在双手的手背上。腿部抬离时，也需要髋部很好地
平衡住身体。患有头痛，或脊椎方面的疾病的练习者请不要练习这个体式。

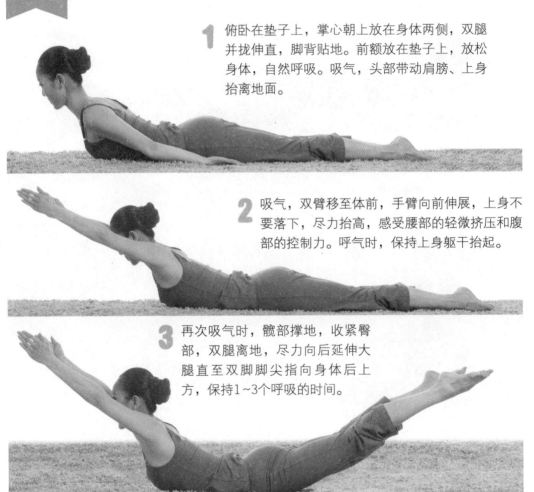

1 俯卧在垫子上，掌心朝上放在身体两侧，双腿
并拢伸直，脚背贴地。前额放在垫子上，放松
身体，自然呼吸。吸气，头部带动肩膀、上身
抬离地面。

2 吸气，双臂移至体前，手臂向前伸展，上身不
要落下，尽力抬高，感受腰部的轻微挤压和腹
部的控制力。呼气时，保持上身躯干抬起。

3 再次吸气时，髋部撑地，收紧臀
部，双腿离地，尽力向后延伸大
腿直至双脚脚尖指向身体后上
方，保持1~3个呼吸的时间。

功效：
加强臀部、背部肌肉力量；轻微地刺激脊椎，缓解背部疼痛和僵硬症状及身体各个部分
的压力，对治疗失眠有很好的效果；使肩、胸、腹和大腿得到伸展；刺激腹部器官，增
强消化功能，改善便秘、消化不良等症状。

蝗虫变形式②

注意事项 练习该式时，臀、腰、背应收紧为身体提供支撑力，胸部和大腿应尽量向上抬起，拉动身体向上伸展。

1 俯卧在垫子上，双手弯曲，掌心撑于胸部两侧；吸气时，头部带动上身抬离地面，手肘向后收紧，扩张肩部。

功效：
治疗椎间盘突出；缓解腰部疼痛；助消化，缓解胃部疾患；缓解肠胃胀气；增强脊椎弹性；保持膀胱和前列腺健康。

2 再次吸气，手掌接触地面，控制好上半身后，小腿和大腿尽力上抬。

3 吸气，将腿部和上身进一步抬高，保持2个呼吸的时间。

4 呼气，放落身体，将手臂置于体侧，下颚着地，放松身体。

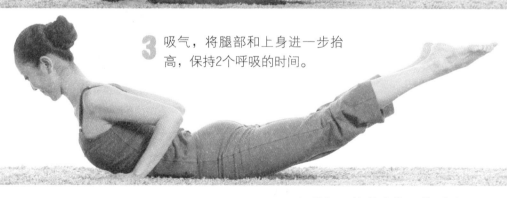

乌龟式

注意事项 练习龟式之前，身体要做充分的热身，不然反而会对腰部造成伤害，所以最好在瑜伽开始练习20分钟后再练习此动作。

1 坐姿，打开双脚，大约两个肩宽的距离。小腿弯曲，双臂从膝下穿过，手掌贴地。

功效：
练习这个体式可以拉伸背部的肌肉，缓解腰部和骶骨的紧张，减轻腰酸背痛等现象，使能量自由地在脊椎中流动；按摩腹部，改善呼吸系统和消化系统；拉伸放松颈部，舒展臂部，协调身体。此外，龟式瑜伽还可以避免忧郁，为精神补充积极的能量。

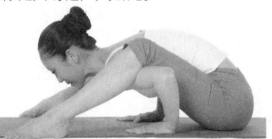

2 吸气，手臂伸直，身体向上打开，脊柱伸直；呼气，重心后移至臀部。

3 再次呼气时，将腰部向前下压，感受腿部和背部的拉伸。

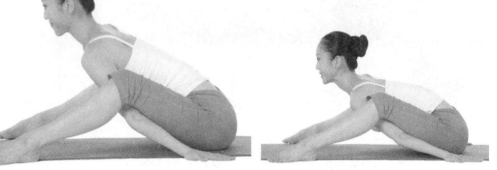

4 呼气时，伸直双腿，身体进一步向前向下伸展，向地面靠近，伸直手臂的同时往坐骨方向移动，保持5～10个呼吸的时间。

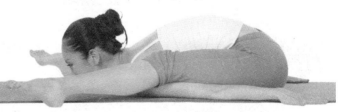

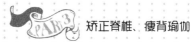

坐球弹球式

注意事项 两脚支点要稳，肩部可以随球的弹性上下放松。重复8～32次。

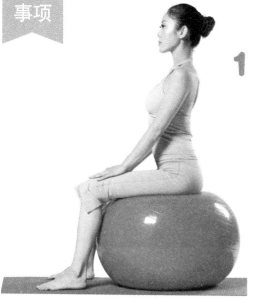

1 练习者坐在球上，腰背伸直，目视前方。双腿分开比臀部稍宽，脚尖朝前。两手自然下垂，掌心贴住大腿上侧。

功效：
借助球的弹性，可以使脊柱和背部、肩部的肌肉得到放松。

3 保持呼吸，反复弹起落下。双脚稳固地贴在地面上。开始时，轻轻弹，等动作熟悉以后，可以加大力量，弹得更高。

2 用臀部的力量把重心往下压，利用球的弹性把身体弹起来。

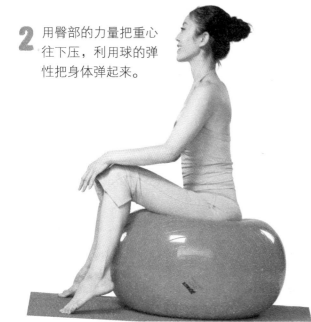

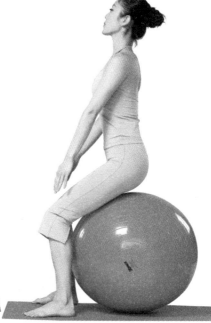

坐球转动式

注意
事项 初学者不要弹得太高。每次转动的角度不要太大，在臀部即将离球时转动，身体就
会较为稳定。熟练以后，可以随意增加练习的次数，转动的幅度也可以相应增加。
每次转圈后都要放松，深呼吸，使身体得到休息。

功效：
弹动和转动身体可以使脊椎
变得柔软灵活，身体各部位
得到协调。

1 两脚分开，坐在球上。

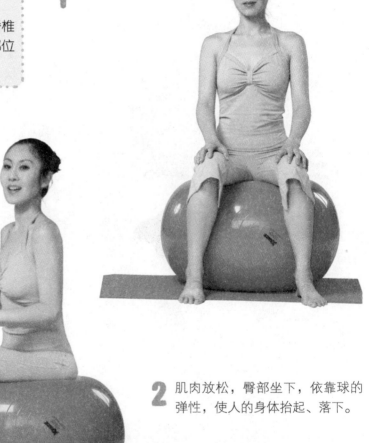

2 肌肉放松，臀部坐下，依靠球的
弹性，使人的身体抬起、落下。

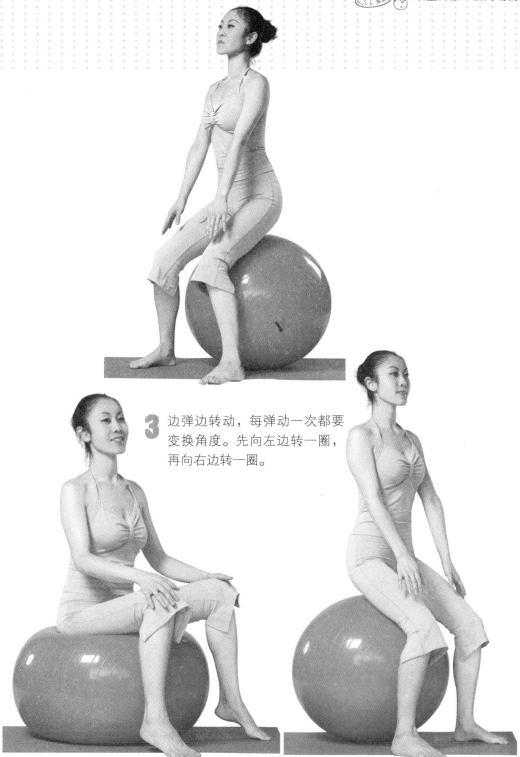

3 边弹边转动，每弹动一次都要变换角度。先向左边转一圈，再向右边转一圈。

在家就能做的简易瘦身瑜伽

叭喇狗B式

注意事项 练习这个变体时，双手要帮助身体保持平衡，动作宜缓慢，配合深长的呼吸来进行，脊椎自然下倾，而不是通过双臂的拉伸来使身体降低；若感觉腿部后侧的拉伸力过大难以承受，可以将臀部微微后移，缓解腿部的紧张。

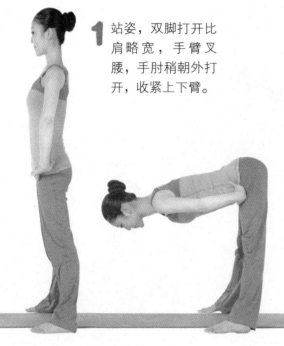

1 站姿，双脚打开比肩略宽，手臂叉腰，手肘稍朝外打开，收紧上下臂。

功效：
这个体式可以释放脊椎骨的压力，在脊椎内部形成空间，为椎间盘补充活力；拉伸腿部后侧肌肉，减去腿部多余赘肉；按摩腹腔内部器官，预防腹内器官下垂；刺激面部血液循环，细致美化面部、颈部肌肤，预防衰老。

2 呼气，通过骨盆前倾使躯干有控制地慢慢地向下深屈，拉长脊椎，头顶向地面伸。双手放在髋部。

3 呼气时，身体继续前倾，双手去抓双脚的脚踝，保持2~3个呼吸的时间。

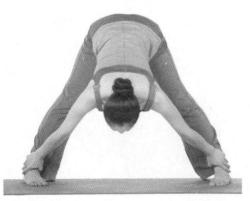

4 打开手肘，与肩膀平行，头顶轻轻落在垫子上，让身体控制好平衡，保持5~8个呼吸的时间。

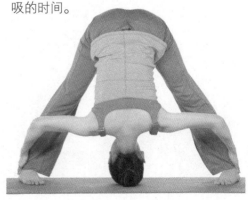

瘦臂美肩瑜伽

女人体型以纤柔为美，若肩膀、手臂部位过于肥胖，让你缺乏女人味。从今天开始坚持做做以下的瘦臂美肩瑜伽，坚持1个月就能让你塑出纤细手臂、柔化肩膀线条。

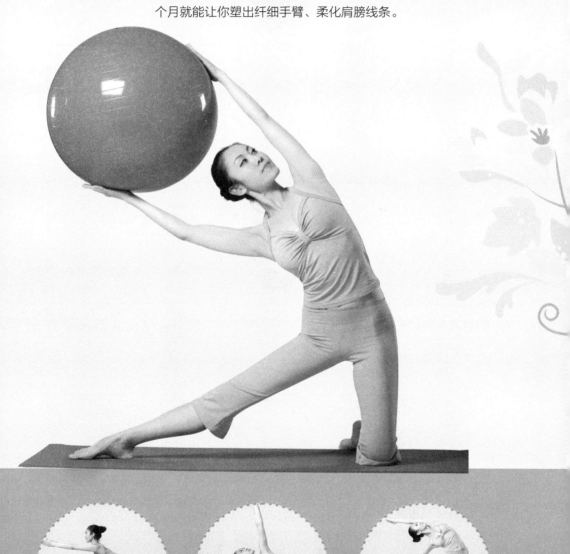

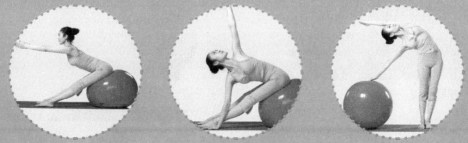

头碰膝扭转前屈式

注意事项 练习时，注意肩膀和胸部不能往前倾，否则弯曲了脊椎，侧腰就不能在正位得到有效伸拉。

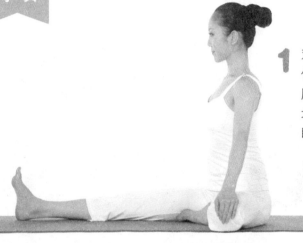

1 双腿伸直平坐在垫子上，双手放于体侧保持身体平衡。吸气，弯曲左腿，左脚跟抵住会阴处。臀部紧压地面，脊椎向头顶的方向伸展。眼睛看向前方，放松身体。

功效：
练习这个体式，可以瘦手臂和侧腰；同时可以打开双肩，纠正高低肩等不良体态；舒展髋部、颈部、肋部的韧带；伸展双腿的肌肉，改善腿部僵硬状况。

2 呼气，上身微微前倾，转向左方。右手去抓右脚脚趾，脊柱继续保持伸直，臀部不要离开地面。

3 呼气，将身体向右侧侧弯，右肩靠在右腿上，右手放松，轻放在左腿上。胸部朝天空翻转，头部抬起看向天花板。停留5~8个呼吸的时间后，收回身体，换边练习。

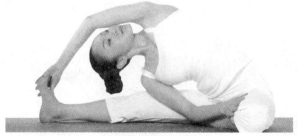

头碰膝前屈伸展B式

注意
事项 上身去抓伸直的脚掌时，背部要保持挺直，由下背到颈部一节节地向前延伸。哮
喘、腹泻者不宜练习此式。

1 双腿伸直放平，侧坐在垫子上，吸
气，弯曲左膝，左脚掌紧贴右大腿
内侧，脚尖点地，左脚根顶住耻骨
上方的位置，打开髋关节。

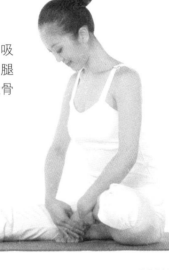

2 呼气，打开锁骨，以骨盆为
中心向前伸展背部，双手抓
住右脚，左腿膝盖与右腿呈
垂直状态。保持5~8次呼吸
的时间，换边练习。

功效：
伸展手臂，可使手臂两侧的
肌肉得到均匀伸展；有助于
平衡肾部和背部肌肉的弹
性；有效刺激腹部器官，改
善消化功能，对于便秘、腹
胀气等病症有一定的辅助治
疗作用。

闭莲式

注意事项 练习这个体式时容易出现为了追求手抓脚趾而歪斜身体的错误姿势。当双肩不平时，脊椎便也不再向上伸直延伸，甚至有可能损伤脊柱；膝盖翘起也容易使身体失去平衡，后仰摔倒。

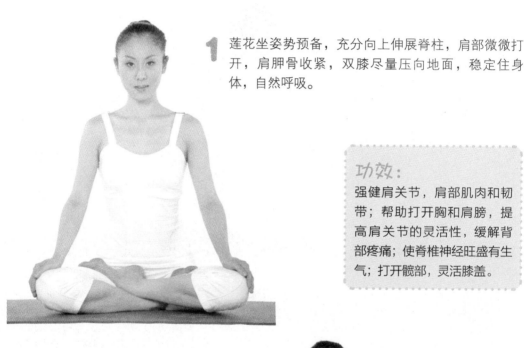

1 莲花坐姿势预备，充分向上伸展脊柱，肩部微微打开，肩胛骨收紧，双膝尽量压向地面，稳定住身体，自然呼吸。

功效：
强健肩关节，肩部肌肉和韧带；帮助打开胸和肩膀，提高肩关节的灵活性，缓解背部疼痛；使脊椎神经旺盛有生气；打开髋部，灵活膝盖。

2 吸气，身体稍向前倾，双手绕过背后，用右手去抓右脚脚趾，左手去抓左脚脚趾。呼气时，向上挺拔脊柱。

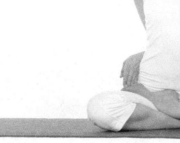

展肩式

注意事项 练习时，要保持肌肉有控制地伸张和收紧。双臂打开时，双肩也同时打开，肩部放平下压，胸腔朝前打开，否则极易使练习者感到呼吸不畅，胸部憋闷。

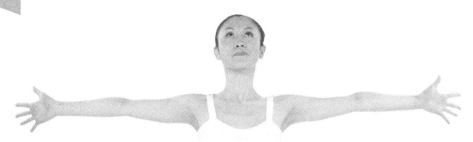

1 半莲花坐姿势预备，双手侧举，五指张开，向两侧延伸。头部微微上抬，看向前上方，感受脊柱向上的伸拉和臀部的下沉。

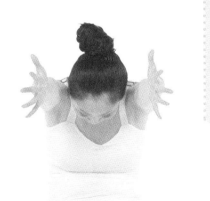

功效：
练习本式可以缓解胸部郁闷，促进心肺功能，刺激血液循环，有效预防感冒等呼吸系统疾病；缓解身体的紧张感；灵活手臂及身体关节，矫正肩部不良姿势；对腰腹有轻微的刺激，有助于减掉腹部赘肉。

2 吸气，双手平移至体前，头部看向地板，双臂与地面保持平行，向前伸展，保持平直下压，收紧腹部。

双肩式

注意事项 练习此式时，要注意双肘肘肩不在同一水平面的错误，这样不仅不能美化双肩，而且还会使肩部和手臂肌肉变得更紧张，更加僵硬。

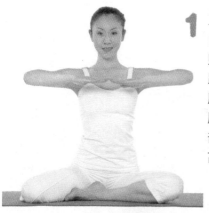

1 正坐在垫子上，弯曲左膝，将左脚掌贴近右大腿，左脚跟贴近会阴处。右腿弯曲向后，右小腿靠近右大腿和臀部。双臂在体前抬高，指尖相对。

功效：
此体式能有效伸展肩部和背部的肌肉，使肩关节和手腕、手肘更加灵活；锻炼手臂内侧的肌肉，纤细双臂；矫正耸肩等不良体态；伸展背部，缓解压力，有提神醒脑的功效。

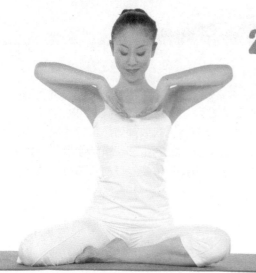

2 吸气，抬高双臂手肘，手指指尖保持不动，手腕下弯，眼睛看向手指尖，感觉肩部慢慢往下沉。

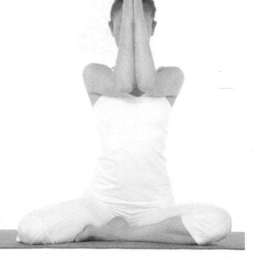

3 呼气，从指尖开始，双臂并拢，肘部始终保持不要低于肩部，使背部得到伸展放松。

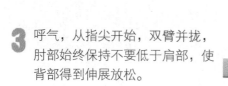

圣哲玛丽琪式

注意事项 练习此式时，脊柱始终保持伸直向上延伸，身体转动时，脊柱带动上半身向后旋转，不要低头含胸。

1 从手杖式开始，缓慢吸气，左膝弯曲并朝左肩方向移动，使左脚脚掌紧贴地面，小腿与地面垂直，两侧坐骨不要移动，稳定住下盘，呼气。

功效：

在这个体式中，随着腿部和脚跟给腹部施予的压力，内部器官得到刺激、按摩和调整，能有效改善消化系统功能；上身的扭转有利于提高脊柱的灵活性，锻炼肩部肌肉，纤细双臂。

2 吸气，身体右转将左手和右手臂向外打开，左手绕过左腿膝盖，右手伸向背部，两手在身后相握。保持5~8个呼吸的时间后，换边重复练习。

简易式：

双手相握有困难时，可以借助瑜伽带或者毛巾帮助双手形成能量环，或者将手背在背部，感受脊椎的轻微扭转带来的刺激。始终要记得，保持脊柱向上延展，两肩放平扩张，是上半身的关键。

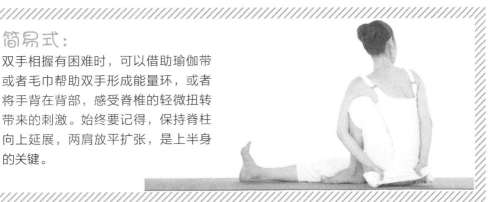

英雄伸臂式

练习时，注意不要伸展过度，以免造成身体和手臂伸展过度，背部变成拱形，加重肩颈压力，使肩颈变得疲劳僵硬。

功效：

练习本体式，可以有效活动肩关节，增强肩颈部的灵活性，缓解久坐不动产生的肩颈不适；向上抬高手臂的动作有锻炼胸部肌肉的作用，胸腔得到提升和扩张；腹部内脏器被向上拉伸；促进全身的血液循环。

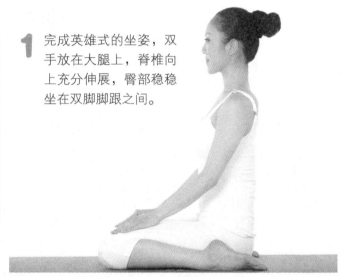

1 完成英雄式的坐姿，双手放在大腿上，脊椎向上充分伸展，臀部稳稳坐在双脚脚跟之间。

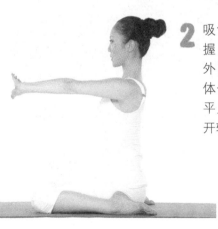

2 吸气，双手十指交叉相握，翻转手心，手心向外，双臂向前伸直。身体保持不动，脊柱继续平直伸展，髋部继续打开轻轻下压。

3 再次吸气，双臂上举，手臂与耳朵保持平行，掌心向上带动上半身往天空方向伸展。保持5~8个呼吸的时间，呼气放松手臂，还原身体。改变手指交叉方向，重复练习。

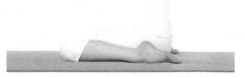

英雄转体式

注意事项 练习此式时，容易在旋转身体的时候弯曲背部脊椎，可能扭伤脊椎；肩部上耸时，双肩不打开，也会给肩颈部位的灵活性带来负面的影响。

1 完成英雄式的坐姿，双手放在大腿上，脊椎向上充分伸展，臀部稳稳坐在双脚脚跟之间。

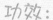

功效：
上身旋转时，双肩和手臂的打开，也有很好的矫正形体，修饰肩部和手臂的线条的作用；侧腰的扭转有助于减掉侧腰的多余脂肪，纤细我们的腰肢。

2 呼气，双臂带动身体左转，右手落在左膝上方，左手落于身后，颈部保持延伸，下颌微微内收。深长地呼吸。

3 呼气时，将身体往左、往后转动，试着将左手绕过腰背，左手手背放在右侧腰处，保持3～5个呼吸的时间。慢慢还原身体，换边练习。

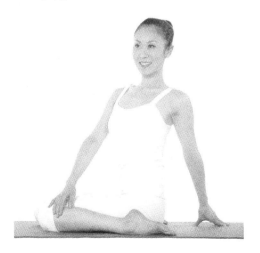

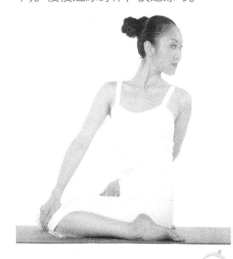

手臂旋转式

注意事项 练习此式时注意不要将手肘内收，否则手臂在旋转时，对肩部和臂部的锻炼效果不大。初练时可能感觉手臂肌肉酸痛，手臂会上下移动，记住保持呼吸的节奏，坚持一段时间，这种酸痛不受控制的感觉会慢慢消失。

功效：
练此式可以有效锻炼手臂的肌肉，纤细手臂；活动肩部和肘部各个关节，使上肢变得更加灵活；扩张双肩，挺起胸部，美化身体侧面的线条；放松身体，提高对身体的控制感觉。

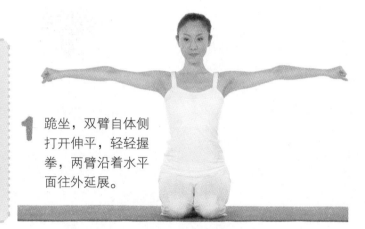

1 跪坐，双臂自体侧打开伸平，轻轻握拳，两臂沿着水平面往外延展。

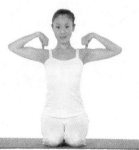

2 吸气，曲双肘，上臂保持与肩膀同高，大拇指落在肩部，双手肘尽力打开，扩张胸腔。

3 呼气，拳上举，小臂与上臂保持垂直。双肘继续向外扩张 ，感觉手臂和胸前的肌肉得到拉伸。

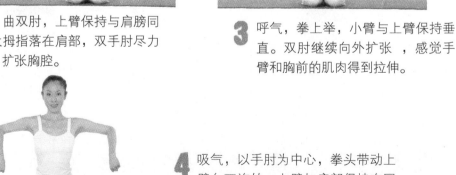

4 吸气，以手肘为中心，拳头带动上臂向下旋转，上臂与肩部保持在同一水平，手肘不要下落。

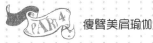
秋千式

注意事项 莲花坐的姿势要标准，双膝要保持水平，不要一高一低，否则容易造成身体不平衡。此体式难度较大，属高阶体式，对练习者各个方面要求较高，为避免受伤，初学者、肩臂力量不足的练习者尽量不要练习此式。

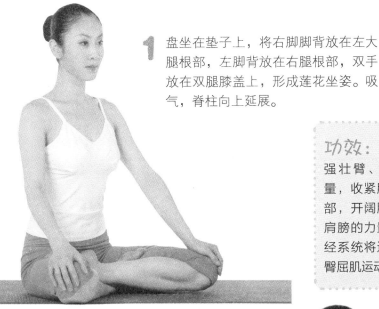

1 盘坐在垫子上，将右脚脚背放在左大腿根部，左脚背放在右腿根部，双手放在双腿膝盖上，形成莲花坐姿。吸气，脊柱向上延展。

功效：
强壮臂、腕、肩的肌肉力量，收紧肌肉线条；打开胸部，开阔胸部。强化手臂和肩膀的力量，同时还训练神经系统将这些力量同腹肌和臀屈肌运动协调起来。

2 手臂放在臀部两侧的地板上，撑起身体，上身前倾45°。保持姿势以舒适度为准，向前或向后摇摆身体，就像荡秋千一样。呼气，将臀部放回地板上，放松身体。

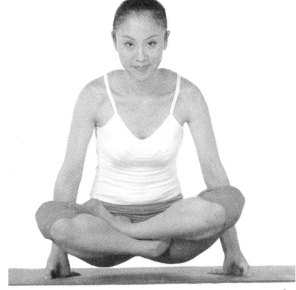

在家就能做的简易瘦身瑜伽

鹰式

注意事项 练习这个体式时，应尽量保持好呼吸，手臂交叠后，手肘尽量上抬，令上臂保持在与地面平行的位置，这样手臂才能得到更有效地拉伸。

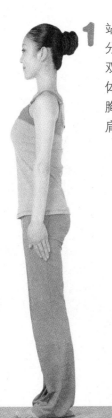

1 站姿，重心均匀分布在双脚上，双手自然垂落在体侧，抬头挺胸，小腹内收，肩膀放松。

2 吸气，双手微微在体侧抬高，重心移至左脚脚掌上，右膝弯曲，缠住左腿，右脚脚背勾住左腿小腿，稳定住身体后，呼气。

3 呼气，双腿夹紧，向上抬起双臂，两臂肘关节交叠，前臂环绕，使双手掌心相对，保持5~8个呼吸的时间。吸气时松开手肘、双腿，换边重复练习。

功效：
锻炼整体的平衡性，协调手部和肩部的关节，使手臂更灵活；锻炼双臂的韧性，收紧双臂松弛的肌肉，使手臂线条更美；活动手腕关节，避免"鼠标手"的产生。

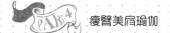

控球天鹅式

注意事项 要确保肩膀下垂和脖子伸长。如果你感到下背有压迫，尽可能地收紧腹部。如仍感到压迫，则不要抬得太高。

1 俯卧，脸贴地，双臂放在球上，双臂间的距离稍宽于肩膀，双腿分开与肩同宽，开始吸气。

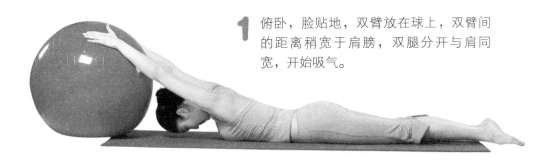

2 呼气，使球向身体移动，把双手压在球上，然后抬头，上身抬离地面，腹部离地面，将髋骨压向地面，保持2个呼吸的时间。

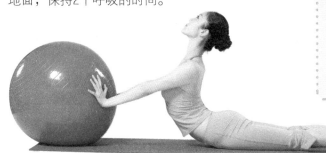

功效：

增强背部和颈部张力、伸展背阔肌和胸肌，释放腰腹部多余能量，有助于保持玲珑腰腹曲线；舒缓背部、颈部肌肉疲劳感。

3 呼气时，肘部枕地，上半身慢慢回到地面。吸气，头部微微抬起，重复练习5～8次。

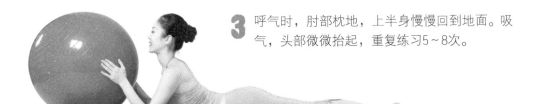

控球锯子式

注意事项 想要获得最佳伸展，一定要确保两臀着地。把球挤在大腿内侧使球稳定。

功效：

配合呼吸的脊柱扭转，不但能让你的脊柱更加灵活，更具有韧性，还能充分伸展肩背部肌肉；手臂抬平伸展时会使二头肌屈曲，三头肌伸展，能稳定肩关节，进而雕塑手臂线条。

1 坐立，伸出双腿，将球夹在两腿中间。双手分开与肩同宽，向前伸直，手掌朝下按在瑜伽球上。腰背伸直，拉紧尾骨。

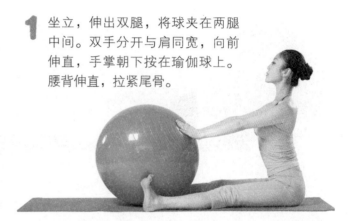

2 右臂穿到左臂上，从中部交叉，右手背顶住球。

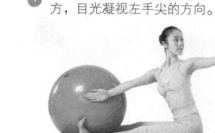

3 呼气，将左臂向身后伸展，头部转向左方，目光凝视左手尖的方向。

4 吸气时收回左手，恢复到开始的姿势，换边进行练习。反复练习5次。

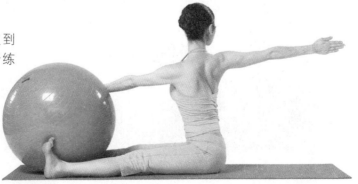

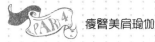

俯卧飞机扣手式

注意事项 练习此式时一定要注意身体的稳定，不要晃动，髋部放平，和腹部一起支撑身体。意识集中在下背部，腰腹收紧，膝盖伸直，往正后方抬起，尽量不要弯曲或朝体侧打开。

1 俯卧在垫子上，双手交叉握住向前伸直，双腿并拢伸直，脚背贴地。

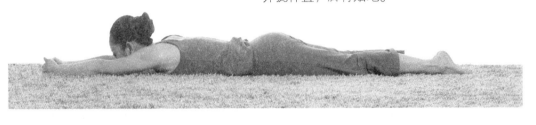

2 深吸一口气，双手上举，抬起上半身，腹部、双腿以及脚背紧贴地面；髋部放平，保持身体的重量均匀地落在垫子上。

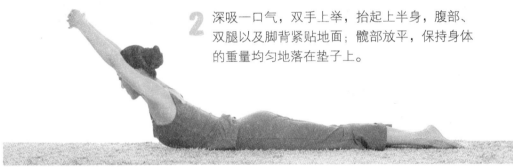

3 呼气，臀部夹紧，双手及右腿抬起向外延伸，保持数秒。吸气换边，保持数秒后放松身体，趴在垫子上休息。

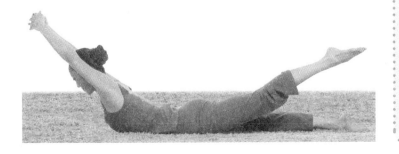

功效：
这个动作能使背部肌群得到充分伸展，有效促进肩背、手臂的脂肪燃烧，使肩背、手臂肌群更纤长，肩部平滑圆润，手臂紧实具有曲线美；缓解脊椎僵硬，恢复脊椎的弹性。

坐姿臂前伸

注意事项 这个是坐姿的练习体式，操作时务必配合呼吸，坚持坐姿端正，使上半身保持挺直、髋部保持水平，要在水平及垂直的平衡下完成向前施力的动作，切勿因弯曲而驼背。

1 盘坐，右腿弯曲放在左大腿上，脚心朝上；下颌略向下收，双手弯曲向上，于胸口前合十。

2 呼气，两拇指相扣，指尖朝前，将合十的双手向前推，双臂向前伸直。

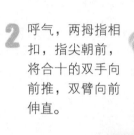

功效：
伸展双臂和脊背，可缓解肌肉紧张，预防腰酸背痛等"电脑综合征"；滋养脊柱，增强脊椎的灵活性和延展性；促进双臂和肩背脂肪燃烧，美化手臂和肩背线条。

3 继续呼气，双臂向前推，身体向下压使肩部、背部与腰部向前延伸。伸展至个人最极限处，停下，保持几个呼吸的时间。

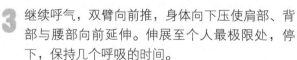

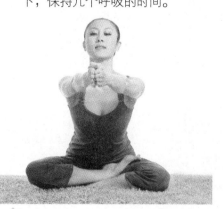

4 动作还原，双手自然放松，伸展于身体两侧，放松。

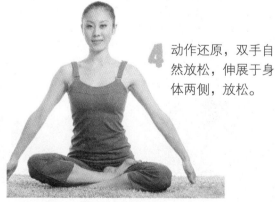

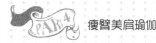

手背交叉式

注意事项 这个是坐姿的练习体式，同样要注意呼吸的配合和腰背的挺直，保持垂直面上的正位；同时，手臂向上伸展时，注意肩膀不要耸起，髋部不要离地，以免失去身体水平面上的平衡。

1 双腿自然盘坐在垫子上，肩膀放松，腰背挺直，双臂自然放松于体侧，掌心置于两膝上，目视前方。

功效： 通过手臂带动身体侧面肌肉的伸展，促进侧面脂肪燃烧，预防"副乳"和"游泳圈"等的形成；训练极少运动的上臂肌肉，收紧"蝴蝶袖"，雕塑美丽双臂。

2 吸气，双臂由体侧向上抬起至与肩齐平，掌心朝上，使肩膀沿着指尖向左右两侧延伸。

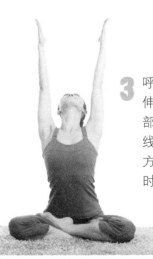

3 呼气时双臂向上举高伸直，掌心相对；头部慢慢向上抬起，视线专注在指尖延伸的方向，保持2个呼吸的时间。

4 呼气时，下颌向下收，视线下转；手臂继续向左向右移动，至两手掌背相靠，然后将双臂尽量向上伸展。

牛面式

注意事项　练习过程中，腰背要保持挺直的状态，不要弯曲；手肘要尽量向外打开可使脊椎保持挺直，肩部得到充分伸展；在此过程中，肩部不要用力耸起，两肩要保持在同一直线上。

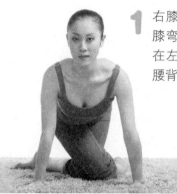

1 右膝在前，左膝在后，双膝弯曲坐下，使右膝叠放在左膝上，两脚背贴地；腰背挺直，目视前方。

功效：
针对锻炼上臂后侧的肌肉，可促进脂肪燃烧，预防和改善"蝴蝶袖"现象；充分伸展双肩能促进肩部血液供给，缓解肩部肌肉紧张与疲劳，预防肩周炎；打开双肩，矫正驼背、耸肩等不良姿势。

2 吸气，两臂抬起，右臂向上伸展，左臂向体侧伸直；注意保持身体的中正，腰背要直，骨盆不要高低不平。

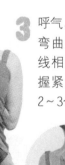

3 呼气，右臂弯曲向下，左臂弯曲向上，两手于背部中线相握；继续呼气，两手握紧用力拉伸双臂，保持2~3个呼吸的时间。

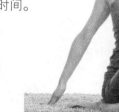

4 吸气，双臂慢慢放松打开，自然伸展于体侧，休息一下，两臂换方向重复练习。

鸽子式

注意
事项 练习此式时最忌缩胸驼背，否则易阻碍呼吸，引起胸闷、腰酸等不适；身体蜷曲缩起，不保持向外打开的姿势，不仅达不到锻炼效果，还极易引起手臂、双腿以及腰背肌肉疲劳。

1 坐姿，左膝弯曲，左脚跟靠近会阴处，脚背贴地；右腿打开向外伸直，小腿向后；双手自然放松于体侧。

功效：
打开胸腔，能按摩内脏器官，增加肺活量，增强呼吸系统的功能，增加血液中氧气的供给；强化训练手臂后侧、大腿前侧和臀部肌肉，有效雕塑身体"死角"部位的美丽线条。

2 吸气，左手上抬与右手相扣，将右脚尖放在右肘弯，两肩放平；呼气，保持身体平稳，重心向下压，眼睛注视右脚尖。

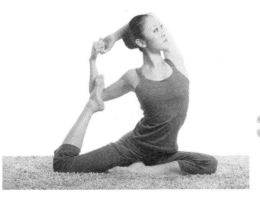

3 吸气，双手抬起相扣于头后，头部转向左上方，胸腔向外打开；臀部收紧下压，保持姿势3个呼吸的时间。呼气时放下右脚，恢复到开始的姿势，左右腿交换练习。

海豚式

注意事项 练习此式时，一定要保持身体的平衡，臀部抬起向上拉伸时，注意不要左右摇晃，上身、腿部与地面形成规则的三角形，身体重心平均分布到手肘和脚尖的位置。

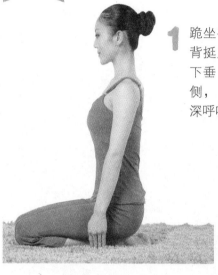

1 跪坐在垫子上，腰背挺直，双手自然下垂，置于身体两侧，目视前方，做深呼吸。

功效：
此体式能美化手臂线条、减掉手臂多余赘肉，紧实手臂肌肉、柔软肩关节与膝关节；强化踝关节、抗老化；强化内脏器官，预防下垂；暖身防寒。

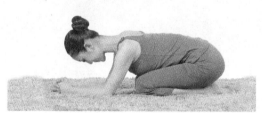

2 吸气，臀部后移，坐到脚跟上；上半身前屈，手臂前侧、手肘落于地面，双手交叉握住。

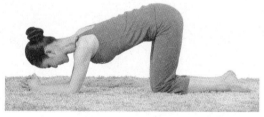

3 呼气，腹部收紧，上半身抬离地面，保持腰背挺直；同时，大腿向上抬起，与小腿成90°，保持姿势1个呼吸的时间。

4 再次呼气时，臀部向上抬起，拉伸脊柱；脚跟离地，脚尖顶地，拉直双腿，使身体往上延伸；头部顶地，前臂撑地，保持姿势2～3个呼吸的时间。

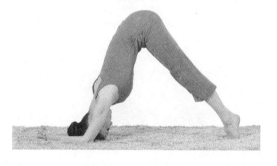

蜥蜴式

注意事项 练习此式时，最容易出现的错误就是手臂承受不住身体的重量，而弯曲脊柱以减轻压力。长期依照错误的姿势练习，可能造成肩部肌肉紧张，形成不良的体态。

功效：
此体式可以舒缓背部的僵硬和紧张，消除背部多余的脂肪；纠正不良体态，美化背部线条；还可以促进面部的血液循环，细致颈部、面部肌肤。

1 跪姿，挺直腰背，臀部坐于两脚跟上，掌心贴于大腿上侧，调整呼吸。

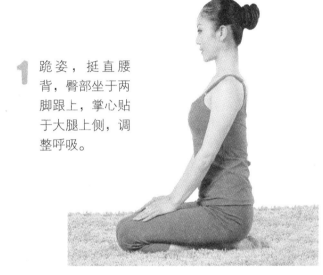

2 弯曲手肘，前臂相叠，掌心扶住手肘；吸气，上半身向前倾，两前臂与小腿贴地，支撑身体；将腰背挺直，保持在一条直线上。

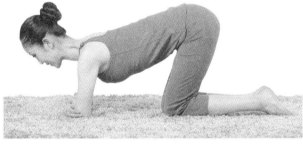

3 呼气，手臂向前滑动，身体向前移动，直至下巴、胸部贴住地面；臀部抬起翘向天空。保持姿势3~5个呼吸的时间，然后全身放松，缓慢恢复原位。

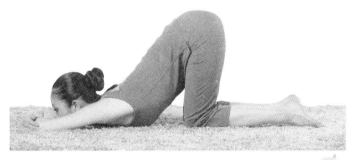

鹭鸟变形式

注意事项 练习此体式时，手臂要保持向上伸直，手肘相叠时前臂要与地面垂直。若双手无法合掌，可以放在一手的手腕处位置，手臂内侧有拉伸的感觉即可。

功效：
此体式锻炼到平时很容易被忽视的手臂内侧，可以美化手臂和胸部线条，柔软手臂关节；纠正日常生活中的不良体态，塑造良好的气质；同时可以锻炼脊椎，培养集中注意力的能力。

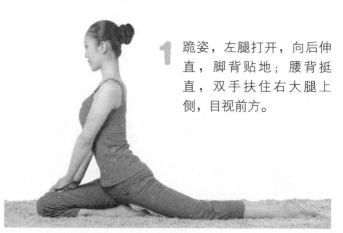

1 跪姿，左腿打开，向后伸直，脚背贴地；腰背挺直，双手扶住右大腿上侧，目视前方。

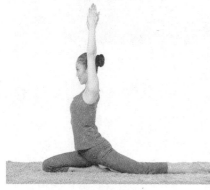
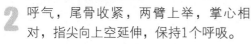
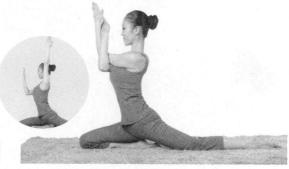

2 呼气，尾骨收紧，两臂上举，掌心相对，指尖向上空延伸，保持1个呼吸。

3 吸气，将右手弯曲，掌心面向面部。再收回左臂，置于右手肘上，两臂交叉，掌心相对。

4 呼气时，手臂拉动身体向后仰，肩膀放松，手臂尽量往后推，眼睛看向指尖，保持3个呼吸的时间。吸气时恢复到基本坐姿，换边重复练习。

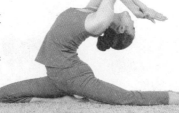

合掌立脚式

注意事项 练习此式时，需要全身各个部位的配合。收紧肚子，可以减轻膝盖的压力；手臂和脊椎向上延伸，感受到腰部和脊椎的伸拉，同样也会使身体感到轻盈；练习熟练后，可以尝试着把脚尖再踮高一些，让身体得到完全的向上伸展。

功效：
双手上举的动作，能充分运动手臂肱三头肌，增强手臂肌力，美化手臂线条；手臂向上延伸，还能带动腰部两侧肌肉的拉伸，纤细腰身；垫脚动作能拉伸腿部前侧肌肉，收紧腿部后侧肌肉和臀部肌肉。

1 站姿，重心均匀分布在双脚上，双手自然垂落在体侧。

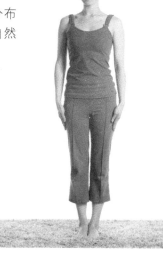

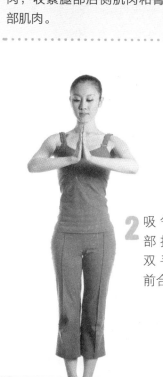

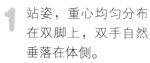

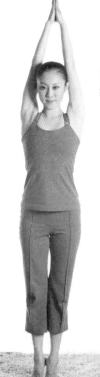

2 吸气，肘部抬高，双手在体前合十。

3 吸气，双臂上举过头顶。呼气时，指尖向上延伸，尾椎骨收紧；呼气，将脚跟踮起，脊椎保持挺直。吸气时，手臂向上伸展。

山式

注意事项　练习山式时，应将注意力放在身体的放松和延展上，脊椎一定要保持向上延伸的状态。如果站立伸展时弯腰驼背，长此可造成脊椎弯曲，形成了耸肩、驼背、脊椎侧弯等不良体态。

1 站姿，腰背挺直，双腿并拢，脚尖向前，两臂向下伸直，微微打开；肩膀放松，胸腔微微打开。

2 吸气，双手自两侧向上举起，掌心相对，指尖朝上；呼气时收紧臀部、腹部，向上伸展脊椎。

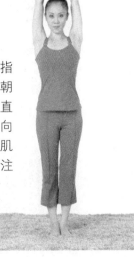

3 再次吸气，两手十指交叉相握，掌心朝上；呼气时，绷直双腿，收紧臀部，向上提拉整条腿后部肌肉，肩膀放松，专注于呼吸。

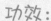

功效：
山式是站姿最基本的姿势，如果能掌握站姿的正位技巧，对预防肢体歪斜、驼背耸肩、腰酸背痛等因脊椎歪斜带来的问题都很有效；保护脊椎、提高身体免疫力；锻炼臂部的肌肉，防治"蝴蝶袖"；锻炼集中注意力和冥想的能力。

站立前俯纤臂式

注意事项 练习该式时要保持手部、肩部、背部和腰部都处在同一水平面上，腰背弯曲、手臂下吊的错误姿势会增加腰背的压力，加重身体的负荷，引起腰肌劳损等病症。

1 侧立在垫子上，双脚打开约两肩宽。

2 吸气，抬头挺胸，双手自体前上举，合十，双臂带动上身向上延伸。

3 呼气，双手向前伸展，身体慢慢向前向下弯曲。尾椎骨上提，背部、髋部与地面平行，保持大概3~5个呼吸的时间。

功效：

通过身体前俯动作收紧上腹肌和下腹肌，保持小腹平坦结实；使手臂和大腿肌肉得到伸展，手臂及双腿更为纤细；身体前俯时要求脊椎保持平直，可使脊椎得到完全伸展，帮助纠正脊柱变形，美化背部线条；促进身体向盆骨区域供应新鲜的血液，维持生殖系统的健康。

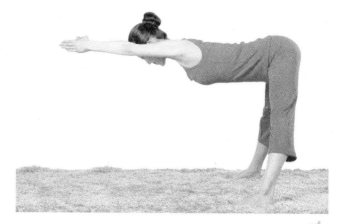

半弓式

注意事项 停留伸展时，左右骨盆与腹部应贴近地面，利用腰腹的力量保持身体平稳；双肩应尽量向外打开，但要保持左右肩部在同一水平线上，不要耸肩。耸肩不仅会造成左右肩部肌肉发展不平衡，还会引起脊椎歪斜，影响到身体健康。

1 保持基本卧姿，身体放松。

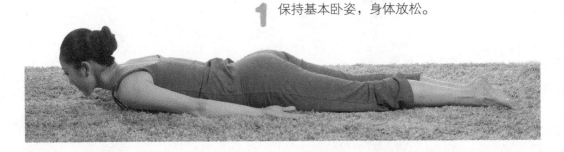

2 吸气，右腿向后抬起，左手抓住右脚脚腕；胸口向上抬起，腹部与左右骨盆都不要离地。

3 呼气，右手弯曲扶地，左手抓住右脚，进一步向上伸展，骨盆不要离地，保持2个呼吸的时间。

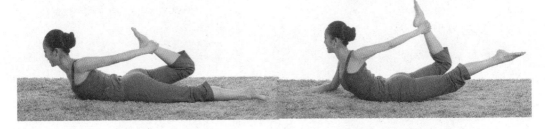

4 再次呼气时，手臂、腿同时向上向两侧伸展，保持1个呼吸的时间。吸气时恢复卧姿，换边进行练习。

功效：
有效地调整体态，有助于减掉肩背赘肉，增强脊柱弹性，美化背部线条；强化手臂和腰腹力量，紧缩上臂大腿肌肉，减少腰腹脂肪，纤臂瘦腰；紧实臀部，预防臀部下垂。

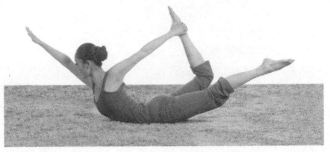

瘦腰瑜伽

现代都市"白骨精"大多从早坐到晚，也就造成了很多的"水桶腰"。若再不消脂，不仅对身材，甚至对身体健康都有不好的影响。赶紧来学学帮你瘦腰的瑜伽吧，让你摆脱肥腰的困扰。

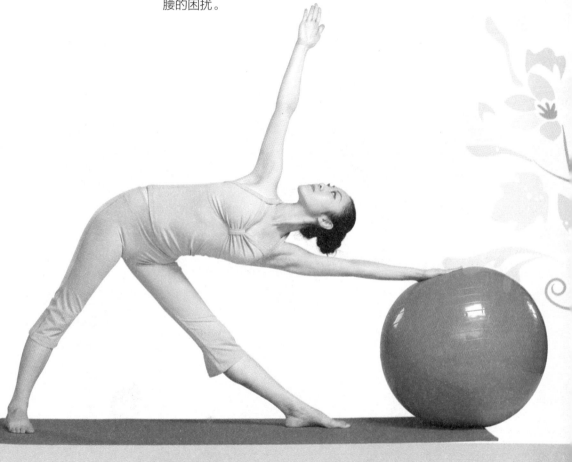

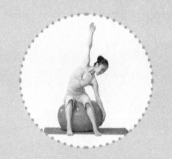

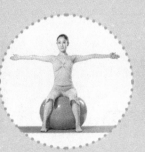

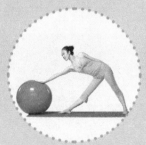

坐球侧腰收紧式

注意事项 腰部肌肉要保持紧张感，要配合动作呼吸。

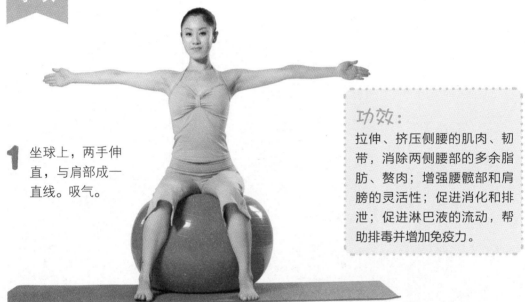

1 坐球上，两手伸直，与肩部成一直线。吸气。

功效：
拉伸、挤压侧腰的肌肉、韧带，消除两侧腰部的多余脂肪、赘肉；增强腰髋部和肩膀的灵活性；促进消化和排泄；促进淋巴液的流动，帮助排毒并增加免疫力。

2 吐气，向右侧弯腰。吸气，还原到步骤1。

3 吐气，向左侧弯腰。吸气，还原到步骤1。

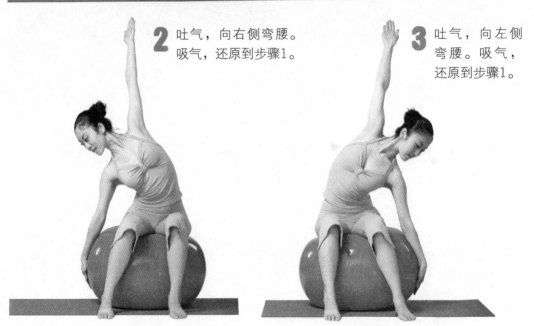

侧角伸展式

注意事项 练习这个体式时，肩背要放松，不要收紧下沉，否则身体的侧腰得不到完全打开，还会使手臂承受过大压力，头颈部也会在练习中感到血液循环和呼吸等方面的问题。

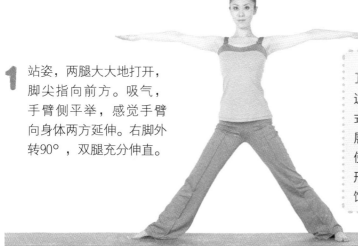

1 站姿，两腿大大地打开，脚尖指向前方。吸气，手臂侧平举，感觉手臂向身体两方延伸。右脚外转90°，双腿充分伸直。

功效：
这个姿势可使身体在三角伸展式的基础上，进一步侧面伸展，锻炼腰部肌肉。同时，使腿部的力度和灵活性之间形成一种动态平衡，从而修饰了整个身体的侧面线条。

2 缓慢呼气，屈右膝，大腿与小腿呈90°；向右后侧伸展身体，右手放在紧挨右脚小脚趾的地面上；左臂向上伸直。

简易式：
如果落下的手臂无法触地，不要勉强，将下方的手置于同侧的大腿上，同样可达到锻炼的效果。

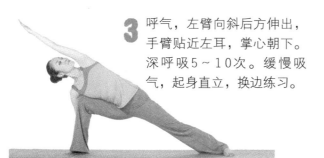

3 呼气，左臂向斜后方伸出，手臂贴近左耳，掌心朝下。深呼吸5～10次。缓慢吸气，起身直立，换边练习。

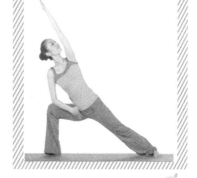

倚球侧腰伸展式

注意事项 侧腰伸展时，尽可能地保持身体不要前倾。每次呼气时，尽可能地加大侧弯的幅度。

1 左膝跪地，右手扶球，右腿向侧边拉伸。

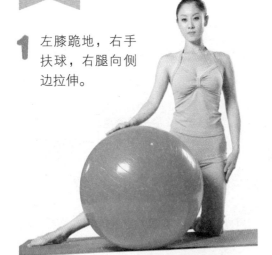

功效：
锻炼侧腹肌和两侧腰肌，提高身体力量和柔韧性；强化腰部功能，增强肾功能和性能力；减掉腰部和小腹多余脂肪，美化腰腹部曲线；更能按摩内脏器官，促进消化吸收。

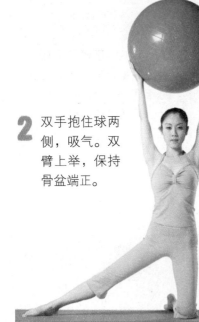

2 双手抱住球两侧，吸气。双臂上举，保持骨盆端正。

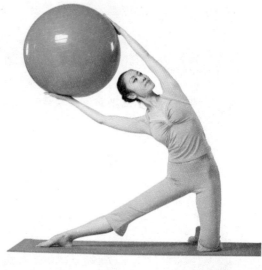

3 呼气，身体向右侧压，保持背部与臀部的平行，保持3次呼吸的时间。延伸腰部与大腿。

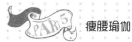

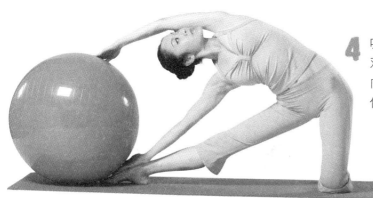

4 吸气，身体尽量向右边拉伸，双臂扶球向地面按压。左肘向外打开，胸椎向前扩张。保持3个呼吸的时间。

5 慢慢将右手抬起，放在球上，双手手尖并拢。伸展整个肩部。

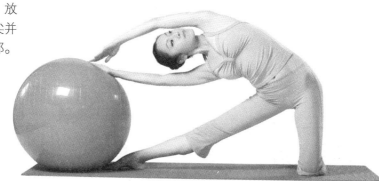

6 右手扶球，左手与身体呈一直线上抬。动作结束，换边练习。

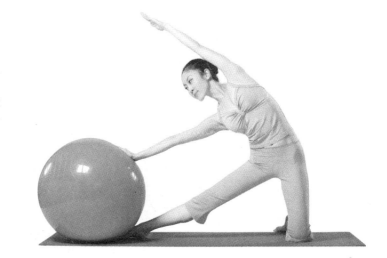

跪姿侧腰推球式

注意事项 拉伸时一定要到位，并保持肩膀放松。推球时，请保持脚心不要离地，每次呼气时尽可能地加大转动的幅度。

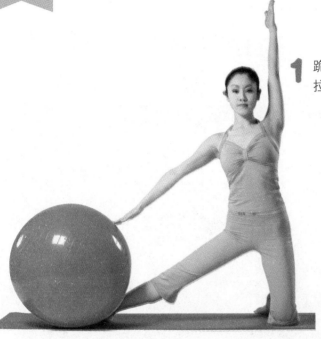

1 跪姿，左膝跪地，右腿向侧边拉伸。右手扶球，左手上举。

功效：
该动作能强化腰部脏器功能，增强性功能；加强腰两侧肌肉力量，减掉腰部和小腹多余脂肪，美化腰腹部曲线；更能按摩内脏器官，促进消化；伸展腿部外侧、后侧韧带。

2 右膝弯曲，右手将球朝右前方推。

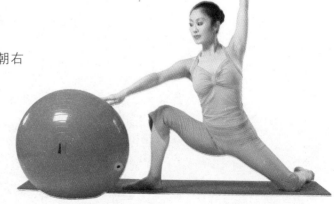

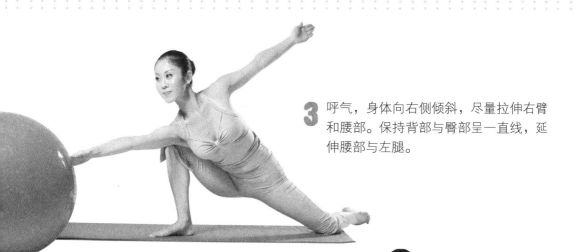

3 呼气，身体向右侧倾斜，尽量拉伸右臂和腰部。保持背部与臀部呈一直线，延伸腰部与左腿。

4 吸气，慢慢将球移回到身旁。左臂打开，与肩平行。

5 呼气，身体放松坐下，双手抬起，手指并拢，放在球上，伸展肩背。

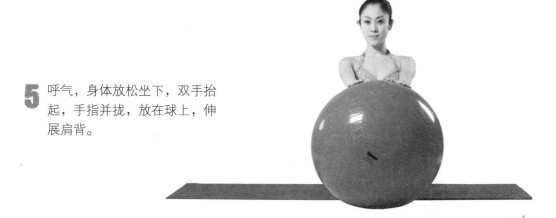

站姿侧腰推球式

注意事项 练习该式时一定要两腿并拢站直。视身体情况尽量做到位就可以了，千万不要勉强。

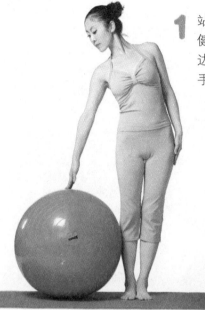

1 站立，两脚并拢。健身球放在身体右边，右手扶球，左手贴合身体。

功效：

有助于减掉腰部赘肉，强化腰肢的灵活度；拉伸胳膊内侧肌肉，减掉手臂赘肉，紧致肌肤；加强腿部力量，锻炼大腿内侧的柔韧性。

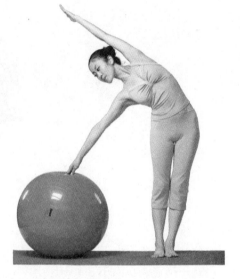

2 左手向上抬起，手心向前。右手将球向前推出。

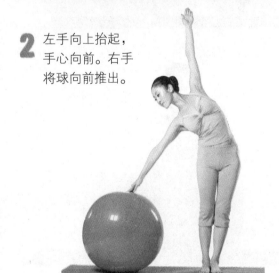

3 右手扶球不动。将左手向右侧倾斜。眼睛注视着球。

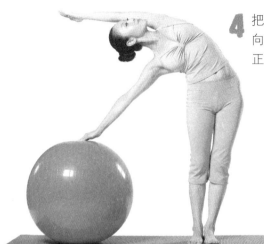

4 把左手和头慢慢转向右侧，头抬起，望向天花板的方向，保持这个动作30秒，正常呼吸。

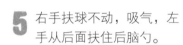

5 右手扶球不动，吸气，左手从后面扶住后脑勺。

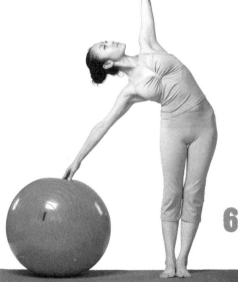

6 慢慢吐气，将左手重新向上抬起，吸气还原。重复练习数次。

推球三角式组合

注意
事项 保持右腿与左腿在同一直线上；保持腰部左右两侧的均匀伸展。

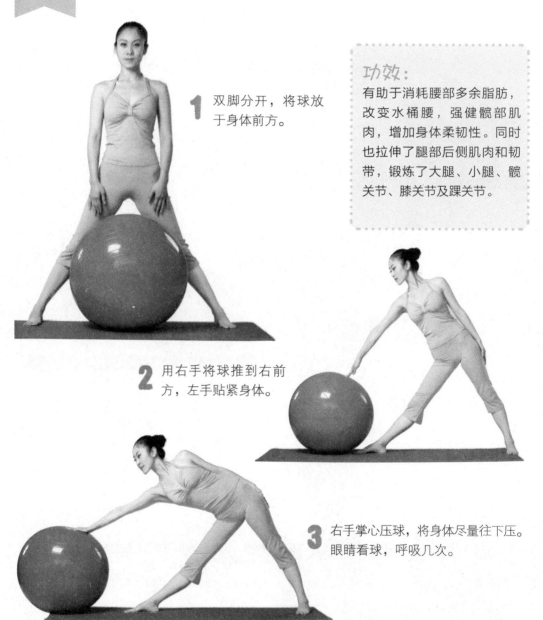

1 双脚分开，将球放于身体前方。

功效：
有助于消耗腰部多余脂肪，改变水桶腰，强健髋部肌肉，增加身体柔韧性。同时也拉伸了腿部后侧肌肉和韧带，锻炼了大腿、小腿、髋关节、膝关节及踝关节。

2 用右手将球推到右前方，左手贴紧身体。

3 右手掌心压球，将身体尽量往下压。眼睛看球，呼吸几次。

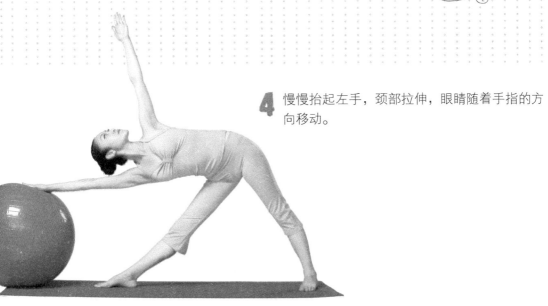

4 慢慢抬起左手，颈部拉伸，眼睛随着手指的方向移动。

5 将左手从背后扶住右侧大腿，保持上身与地面平行。

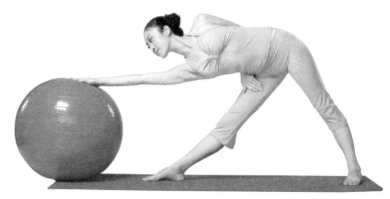

6 抬头，双腿紧绷，吸气，拉伸脊柱。

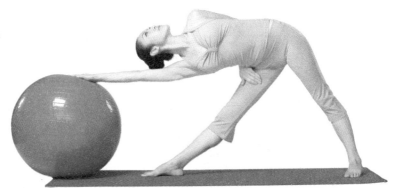

坐球脊椎扭转式

注意事项 练习时肩膀要放松，配合呼吸转动。注意两肩要平衡，下巴与地面垂直。眼睛向后看。当重心稳定时，尝试着再向后转一点点。每次都有进步就行了。

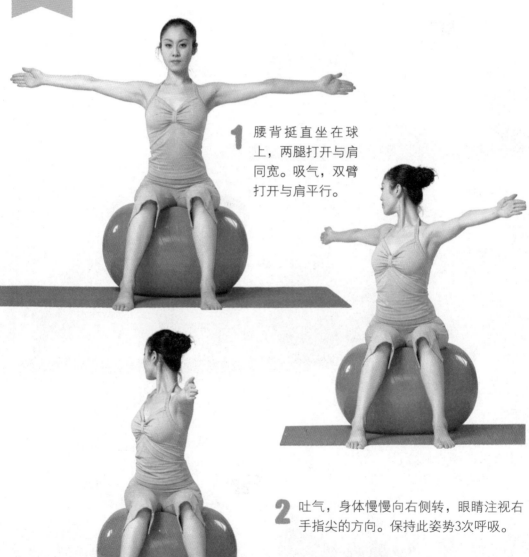

1 腰背挺直坐在球上，两腿打开与肩同宽。吸气，双臂打开与肩平行。

2 吐气，身体慢慢向右侧转，眼睛注视右手指尖的方向。保持此姿势3次呼吸。

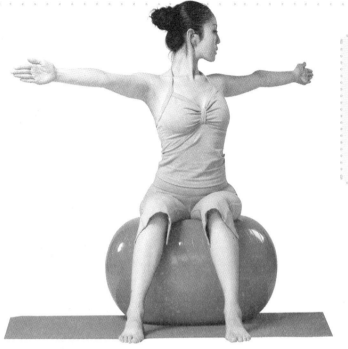

功效：
这个姿势可以使脊椎更加柔韧；燃烧腰部的脂肪，塑造紧实纤细的小蛮腰，且有助于舒缓肩背部疼痛。

3 吸气时身体慢慢回到正中，吐气时再缓慢转向左侧，眼睛注视左手指尖的方向。保持此姿势进行3次呼吸。

半闭莲变体

注意事项 练习时臀部不要离地，稳稳贴住地面，脊柱始终与地面垂直。注意不要让脊椎弯曲，肩膀歪塌，否则，不但腰部肌肉得不到锻炼，还容易造成脊柱错位，给练习者带来不适的瑜伽体验。

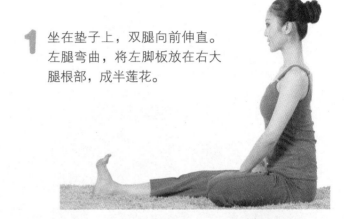

1 坐在垫子上，双腿向前伸直。左腿弯曲，将左脚板放在右大腿根部，成半莲花。

功效：
锻炼颈部、手臂、背部、腰部肌肉，柔化脊柱，改善脊柱形态；拉伸手臂、腿部韧带，增强四肢的灵活性；对肝、胰腺和肾脏起按摩的作用，有助于肠胃蠕动，改善吸收系统的功能。

2 右膝弯曲，自然置于左腿下方；双臂伸直，掌心贴于膝盖上。吸气，伸直腰背。

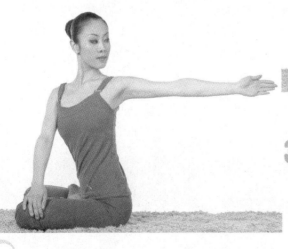

3 呼气时，将右手移至左膝上，身体向左后方扭转；左臂抬起，指向左后方，目视左手指尖，保持3个呼吸的时间。吸气时回到半莲花坐姿，换边练习。

后视式

注意事项 为了追求后视动作的偏转幅度，最容易出现的错误就是脊椎弯曲，肩膀歪塌。这样不但腰部肌肉得不到锻炼，还容易造成脊柱错位，引起胸闷、消化不良等不适。

1 坐姿，腰背挺直，右腿向内侧弯曲贴地，左腿弯曲直起，脚心踩在右膝外侧；保持左右盆骨平稳。

功效：

可矫正脊椎不正，预防驼背。能纤细腰围，美化身材。同时，扭转的后视式可强化背部与腹部肌肉，保养胃脏，刺激内脏，使肝机能旺盛，并且可以调整中枢神经与交感神经。

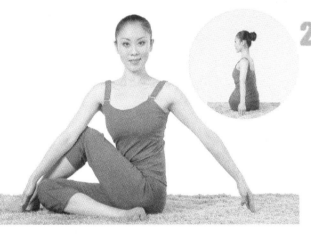

2 呼气，将身体往左边方向扭转，右手肘置左膝外侧，左臂伸展于臀部后侧；保持腰背挺直，停留做5~8个深呼吸。

3 吸气时身体转正，换腿进行练习。

在家就能做的简易瘦身瑜伽

弯腰变形式

注意事项 进行弯腰变形式的练习时，为了追求侧弯幅度而使腰背弯曲位，这样弯腰驼背练习容易挤压到腰部和内脏器官，是不利于身体健康的。筋骨僵硬或初学者侧弯有难度时，应保持平和的心态，降低操作难度，循序渐进的练习效果更佳。

1 坐姿，自然盘坐，腰背挺直，目视前方；两臂自然下垂，掌心朝内，指尖向下延伸。

2 吸气，手臂弯曲，抬起，十指相扣于头顶，肘部向外打开，肩膀不要用力耸起。

功效：
锻炼手臂、颈部和腰部侧面的肌肉，雕塑纤细的手臂、流畅的肩颈线条，以及性感迷人的小蛮腰；舒展肩关节，缓解肩颈紧张，预防肩颈疼痛。

3 呼气时，身体向右侧弯曲，尽量让右手肘靠近地面；弯曲至个人最极限处时，停下，保留几个呼吸的时间。

4 吸气时动作还原，身体慢慢回正，休息一会儿，让手臂血液得到补充，然后换边练习。

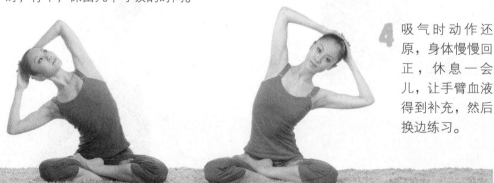

射手式

**注意
事项** 此体式的侧弯腰是由手臂的伸展所带动身体的侧弯，若刻意追求手抓脚板，会不自觉地使身体前倾，腰背弯曲，会引起胸闷、恶心、颈部疲劳等不适。

1 坐姿，左腿弯曲，将脚跟拉近，靠近会阴处。右腿打开往右外侧伸直，两腿尽力打开。

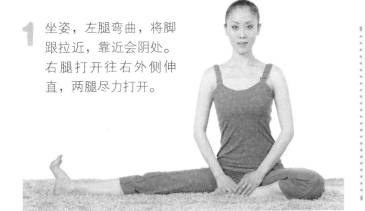

功效：
多练习此式有助于减掉胁腹赘肉，美化腰部曲线；脊柱保持伸直还可以矫正肩部歪斜的形体问题；同时，还有预防坐骨神经痛、促进代谢的作用。

2 吸气时，左手抬起伸直，贴耳，掌心朝内；呼气时，身体向右下方弯曲，保持姿势2个呼吸的时间。

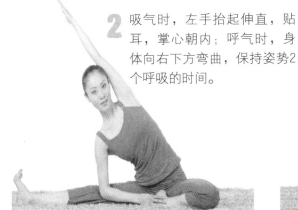

3 呼气时，身体继续向右下弯曲，试着用左手绕过头部上方，去抓右脚的脚掌，保持2～3个呼吸的时间。

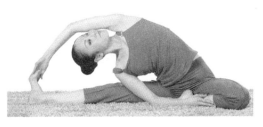

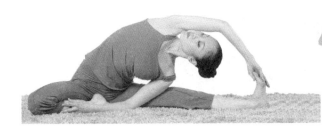

4 吸气时慢慢恢复到开始的姿势，换腿进行练习。

在家就能做的简易瘦身瑜伽

身印式

注意事项

为了追求大的伸展幅度而弯曲脊柱，是练习此式时最容易出现的错误。这样的练习不仅起不到伸拉的效果，也易使练习者体会不到腹式呼吸的好处，产生憋气，感觉胸闷、头晕。

功效：

这个体式可以有效拉伸腰腹、促进血液循环、改善下半身寒冷症、消除肠胀气、防便秘。腿部的伸拉还可纤细大腿、美化腿形、预防坐骨神经痛、预防腿部抽筋，给长期站立的人一个很好的腿部放松。

1 坐姿，腰背挺直，双腿并拢向前伸直；手臂伸直，指尖放在膝盖上。

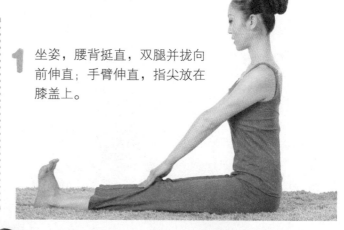

2 吸气，右膝弯曲，将右脚放置于左大腿根部，脚心向上；左腿保持伸直状态。

3 呼气，身体缓慢向前倾，试着用手抓住左脚板，尾骨下压，保持姿势3~5个呼吸的时间。

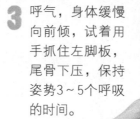

4 再次呼气时，身体继续向前弯曲，让身体尽量贴近左腿，下颌贴于左腿上，保持姿势2个呼吸的时间。吸气时慢慢恢复到坐姿，换腿练习。

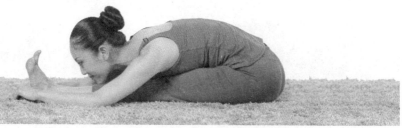

三角式

注意事项 初学者或身体比较僵硬者在练习此式时，常使身体处于弯腰驼背的状态，这样的体位是不正确的，会造成盆骨后推，核心肌群松散无力，还会在练习中感到憋气、头昏、血液不循环。

功效：
练习此体式，可以美化手脚曲线、紧实腰部肌肉、纤细腰围、预防肥胖；有助于脊椎神经血液循环良好、舒缓坐骨神经痛。

1 站立，挺直腰背，手臂自然垂落于体侧。脊椎往上延伸、拉高，做深呼吸。

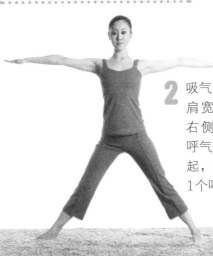

2 吸气，双脚打开两个肩宽，右脚尖朝向右侧，左脚朝前；呼气，双手从侧面抬起，与肩齐平，保持1个呼吸的时间。

3 呼气，身体向右侧弯曲，右手握住右脚踝；左臂上举，指尖朝上，保持3~5个呼吸的时间。吸气时恢复到站姿，换边练习。

简易式：
在侧腰下弯幅度不够时，不需刻意追求手臂落地的程度，可利用瑜伽砖辅助完成动作的练习。

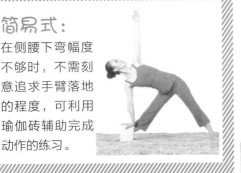

磨豆式

注意事项 身体按顺时针或逆时针画圆时，腰背要保持挺直的状态，不要弯曲，否则容易挤压到内脏器官，引起胸闷、消化不良等不适。

1 坐姿，双腿并拢向前伸直，腰背挺直；头部摆正，目视前方。

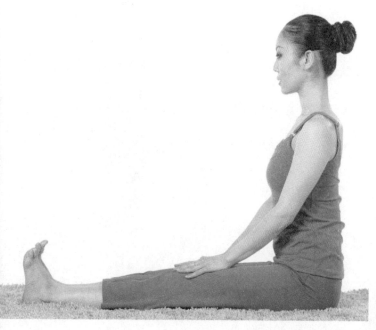

功效：
此式可很好地强化腰部肌肉力量和弹性，促进腰部脂肪燃烧，有纤腰、收腹的功效；同时可深层按摩腹腔和盆腔器官，加快血液的供给和废物的排出，从而改善肠胃功能和经期不适。

2 吸气，两臂向前水平伸开，双手十指交叉相握成拳，将视力专注在拳头上。

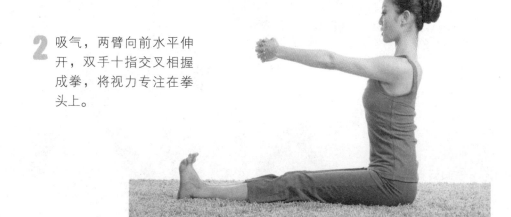

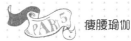

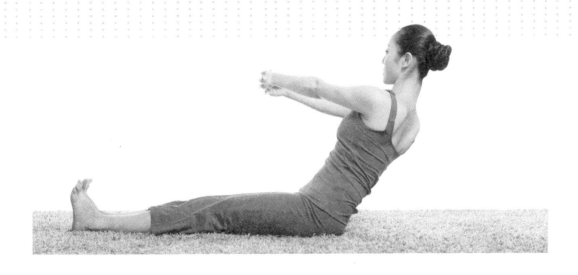

3 呼气，利用腰部力量以尾骨中心，上半身向右、向后、向左顺时针画圆，手臂保持伸直的状态，如同磨豆子一样。反复画圆3~5圈后，身体回到正中，再反方向逆时针画圆。

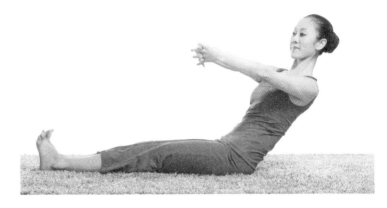

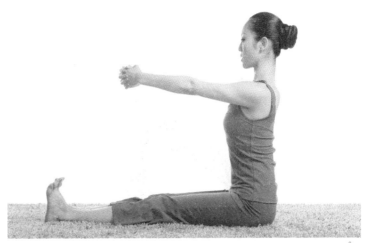

门闩式

注意事项 由于腰部力量不足，练习此体式时最容易出现身体前倾的状况，这样身体的重量会落在扶住腿部的手臂上，腰部就不能得到侧面方向的拉伸。

1 跪立，腰背挺直，右腿向侧面打开伸直，脚趾指向右侧；左大腿保持垂直于地面，右手轻放在右腿上。

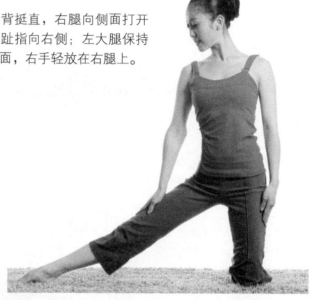

功效：

此体式可以有效修饰侧腰的线条，收紧手臂多余的赘肉；令髋关节区域的多余脂肪得以消除；维护腹部脏器功能，有效缓解痛经等妇科疾病；可以滋养脊椎神经，改善面部气色；缓解长期伏案造成的背部及肩部的僵硬。

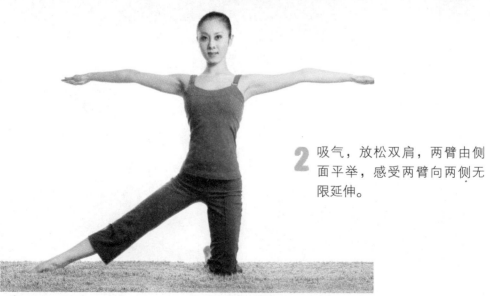

2 吸气，放松双肩，两臂由侧面平举，感受两臂向两侧无限延伸。

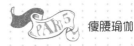

3 呼气，右臂扶住右腿向下滑动，身体向右侧弯曲，左臂上举，与地面垂直，眼睛注视左手指尖延伸的方向，保持2～3个呼吸的时间。

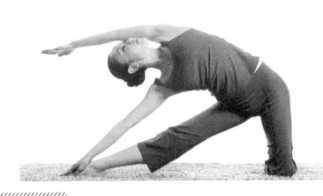

简易式：
初学者练习此式时，不要强迫身体下压。身体柔韧度不够时，可借助瑜伽砖等来完成动作。

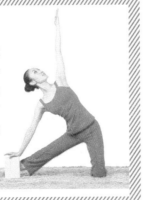

4 再次呼气时，身体进一步向右侧弯曲，身体尽量向右腿靠近；左臂也随之向下压，贴向左耳，向右方延伸，保持5～8个呼吸的时间。吸气时慢慢回复到基础跪姿，换方向练习。

反三角式

注意事项 所有三角式是在一个平面上的侧拉伸姿势，练习时背部要放松，如果肌肉是呈一个歪曲的紧张状态，身体就不会得到很好的扩张和伸展。

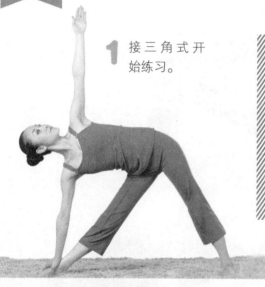

1 接三角式开始练习。

简易式：
反三角式的简易式可以同三角式一样，将手扶在腿上，或撑在瑜伽砖上，以完成练习。

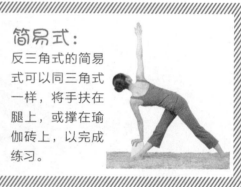

3 呼气，身体后转，右臂举高与地面垂直；头部右转，注视右手指尖，保持姿势3~5个呼吸的时间。

2 吸气时放松，右手撑地，左臂放下，左手撑于右脚外侧。

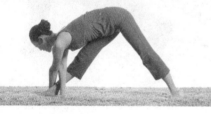

4 稳住身体，吸气时抬起左臂，从侧面开始将身体慢慢抬起，回复到站姿，换边练习。

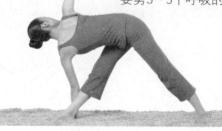

功效：
侧弯的姿势可以减去腰部多余的赘肉；双腿的支撑可以美化大腿和小腿的线条；向上延伸的手臂可以拉紧上臂的肌肉，美化肩部，扩张胸部；长期练习此式，还可以缓解下背疼痛、便秘症。

风吹树式

注意事项 练习风吹树式时，脊椎很容易向前弯曲，上身失去正位。这种错误的姿势不仅使身体得不到伸展，还会给腰椎、肩背部位带来较大压力，长期错误地练习，会造成脊椎变形、肩周不适等后果。

功效：
改善腰部和脊柱的柔韧性，通过伸展，拉伸了两侧腰肌，有助于减掉腰部多余脂肪；可按摩腹腔内脏，增强消化系统功能。

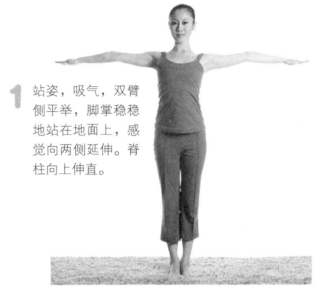

1 站姿，吸气，双臂侧平举，脚掌稳稳地站在地面上，感觉向两侧延伸。脊柱向上伸直。

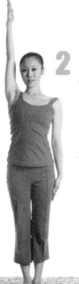

2 呼气，收紧腰腹，右臂上举伸直，左臂落回体侧，延伸身体右侧的肌群，保持1个呼吸的时间。

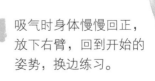

3 呼气时，身体慢慢向左弯曲，如同挺直的树干被风吹弯，保持2~5个呼吸的时间。

4 吸气时身体慢慢回正，放下右臂，回到开始的姿势，换边练习。

弦月式

注意事项 练习此式时，注意身体始终朝向前方，并保持手臂伸直，尽量避免头部下垂、上身前倾、髋部歪斜等，以免身体肌群变得紧张，伸展不畅。

功效：
左右伸展的姿势，可提高脊柱弹性及灵活性；消除手臂及腰侧赘肉，是身体更加挺拔、轻灵、优雅；伸展全身肌肉，有利于纤体塑形。

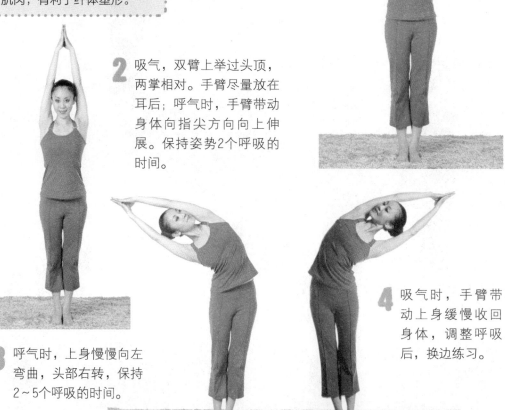

1 山立式站姿预备，肩部放松，双手在体前合十，肘部抬高，前臂与身体垂直。

2 吸气，双臂上举过头顶，两掌相对。手臂尽量放在耳后；呼气时，手臂带动身体向指尖方向向上伸展。保持姿势2个呼吸的时间。

3 呼气时，上身慢慢向左弯曲，头部右转，保持2~5个呼吸的时间。

4 吸气时，手臂带动上身缓慢收回身体，调整呼吸后，换边练习。

扭腰式

注意事项 练习这个体式时，注意不要耸肩。应全面伸展，若长期处在一个扭曲的姿势，容易造成肩部肌肉的紧张，引发肌肉酸痛。

1 仰卧位预备姿势，身体平躺于垫子上，双臂平放于身体两侧，掌心向下，深呼吸。

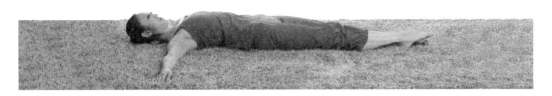

2 屈左膝，脚掌落在垫子上，小腿保持与地面垂直。

3 吸气，弯曲右膝，左腿穿过右腿，缠绕在右腿上。

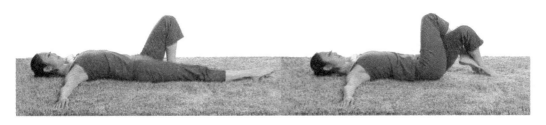

4 呼气，双腿往左倒，膝盖尽力去贴近地面，头部右转，右耳贴地眼睛看向右手指尖的方向。感受髋部和颈部的反方向扭转，使脊柱得到活动。保持5~8个呼吸的时间，换边重复练习。

功效：

练习本体式，可以纤细腰肢，消掉侧腰多余赘肉，美化腰部线条；矫正脊椎不正现象，预防坐骨神经痛，增强内脏活力，并可强化膝关节，滋养膝关节、髋关节等关节部位。

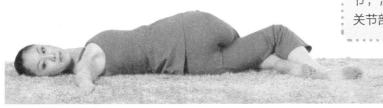

飞机扭转式

注意事项 练习该式时，如果髋部左右不平、手臂不在水平方向延伸，会使脊椎处于弯曲的状态，这样不但会使练习者练习时感觉呼吸不畅，还会给脊柱带来压力，造成脊柱的弯曲损伤，引发腰椎疾病。

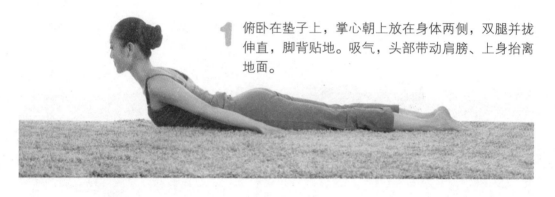

1 俯卧在垫子上，掌心朝上放在身体两侧，双腿并拢伸直，脚背贴地。吸气，头部带动肩膀、上身抬离地面。

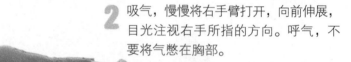

2 吸气，慢慢将右手臂打开，向前伸展，目光注视右手所指的方向。呼气，不要将气憋在胸部。

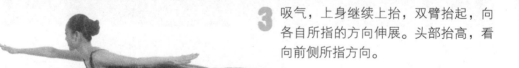

3 吸气，上身继续上抬，双臂抬起，向各自所指的方向伸展。头部抬高，看向前侧所指方向。

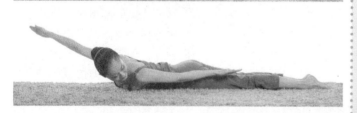

4 头部慢慢朝左后方转动，目光顺着手臂看向左手指尖，呼气，保持2~3个呼吸的时间。呼气时，恢复卧姿，换边练习。

功效：
腰部的扭转动作，可有效收紧、拉长身体侧面的肌群，有助于减掉腰部脂肪；身体的左右扭转动作配合头部的扭转，使双肩对称、细致肩颈肌肤；通过身体的伸展还可增加脊椎的弹性和灵活性，使之更加强壮。

PART
6

瘦小腹瑜伽

腰腹部是身体最容易囤积脂肪的部位，一不小心就可能养出来一个"大肚腩"。那么，有什么方法能消灭这里的肥肉呢？下面为您推荐一套瘦小腹瑜伽教程，跟着老师一起做瑜伽，帮你减小腰围，找回平坦的小腹。

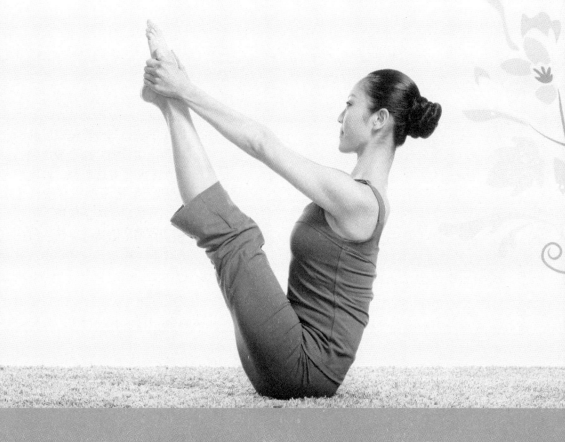

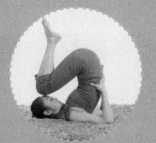

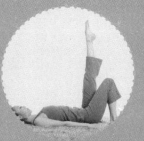

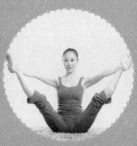

莲花坐

注意事项 练习半莲花坐时，双脚应交替练习，以免造成单侧腿部血液循环不畅。不管是半莲花坐还是全莲花坐，都应有意识地挺直背部，感觉脊椎向上挺拔伸直，肩膀放松放平。

1 坐姿，吸气，屈左腿，将左脚脚腕放到右大腿根上方，脚心向上，呼气。

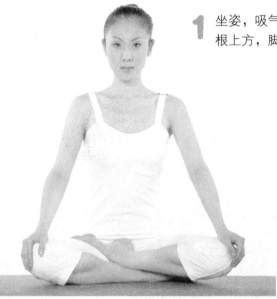

功效：
呼吸的调整可使腹部深层肌肉群产生收缩，进而锻炼到腹横肌和骨盆底肌群，紧实腹部，美化背部和腰腹线条；双腿盘坐能够放慢下半身血液循环的速度，使人身心平和安定。

2 再次吸气，将右脚放在左大腿上方，脚心向上。呼气，挺直背部，收紧下颌，使鼻尖与肚脐在同一直线上，双手于胸前合十，或轻放在双膝，注意力集中于呼吸，保持5~8个呼吸的时间。

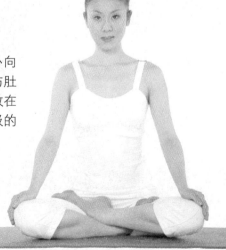

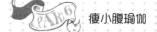

半船式

注意事项 练习此式时，注意背部不要弯曲后仰，否则容易给脊柱带来不正确的压力，使身体的中心偏移，部分背部可能因此后仰着地，造成脊柱损伤。同时，这种不平衡也容易使臀部受到伤害。

1 采用手杖坐，腰背挺直，双手放在臀部两侧的地面上。双手交叉，在颈部上方抱住头部。双肘微微外扩，使肩部打开，腰部不要内凹。

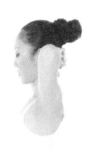

功效：
有效按摩腹腔器官，调节肝脏、胆囊和脾脏的功能，还能锻炼脊柱肌肉。增强身体的平衡能力，增强腹部力量，收紧腹部线条。

2 呼气的同时，身体微微后仰，双脚保持落在地面不要上抬，上身与地面大约呈60°时，保持住脊柱伸直，不要使背部接触到地面。

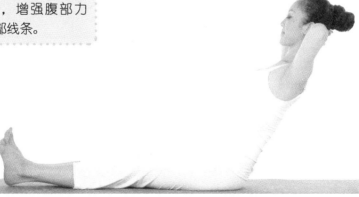

四肢支撑式

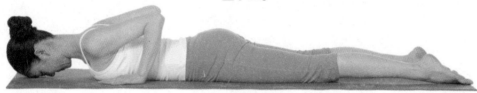

注意事项 在完成这一体式时，要有意识地拉长整条脊柱保持在一条直线上；若颈部感到不适可以选择舒适位置完成练习。在肌肉力量无法完成这一体式的时候，可以选择增大与地面接触面积的方法减轻练习难度。

1 俯卧在垫子上，额头贴地，双手掌落在胸部两侧，手肘向内收，双腿微微分开，伸直落在垫子上。胸部、腹部、髋部、膝部都均匀地落在垫子上。

2 吸气，双手用力伸直，脚尖点地，伸直双腿。头部微微上扬，看向前方。收紧腹部和大腿，感觉头颈、腰背和腿部都处在同一平面。保持5~8个呼吸的时间，每一次吸气时，将臀部往上抬，收紧腹部和臀部；每次呼气时，保持臀部不要下吊，感觉身体得到延伸。

功效：
练习此式，可以加强腿部和腹部的力量，增强身体的控制力；收紧腹部，减掉腹部脂肪；增强身体平衡感，放松压力；强化腿部、髋部、背部、腹部、肩部、手臂和手腕的力量。

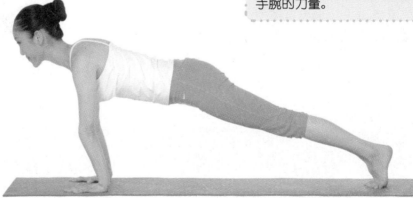

回控球式

注意事项　手指张开，按在地板上可以减少手腕受力。

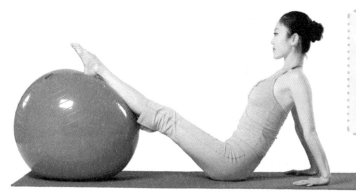

> **功效：**
> 增加手臂、腿、背部、臀部以及腹部的肌肉力量，全方位雕塑身体线条；提升身体肌肉的控制力和平衡力。

1 用双臂支撑坐在地上，双手放在臀部两侧，手指向前张开，球放在小腿下。

2 吸气，让大腿和手臂伸直，这样可以提升你的臀部，整个身体如同一个桌面。

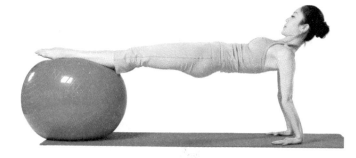

3 呼气，收腹可以将球拉向你，臀部缓慢下坠，让整个身体弯曲。吸气时恢复到开始的姿势，反复练习4次。

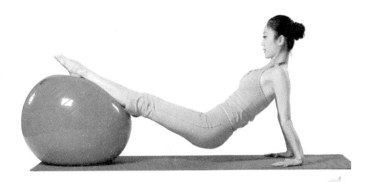

卧球骆驼变形式

注意事项 该动作不适合脊柱或颈部受伤者和低血压患者。请酌情练习。

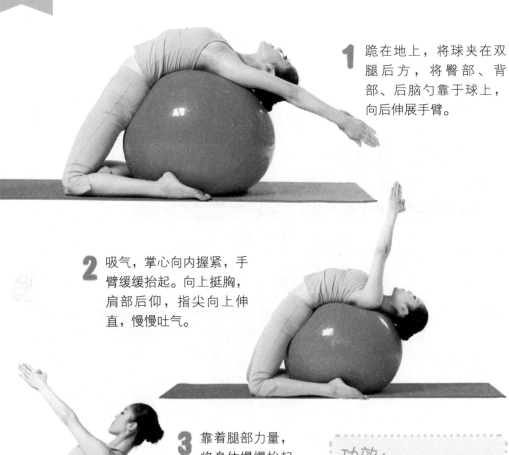

1 跪在地上，将球夹在双腿后方，将臀部、背部、后脑勺靠于球上，向后伸展手臂。

2 吸气，掌心向内握紧，手臂缓缓抬起。向上挺胸，肩部后仰，指尖向上伸直，慢慢吐气。

3 靠着腿部力量，将身体慢慢抬起离开球面，尾骨内收，骨盆缓慢向前倾。

功效：
身体后仰的动作可令腹部正、侧面肌肉均得到充分的伸展，有效地刺激腹部脂肪，促进脂肪移动或消耗，防止腹部出现赘肉；伸展和强化脊椎，可促进全身各个系统的血液循环。

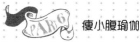

瘦小腹瑜伽

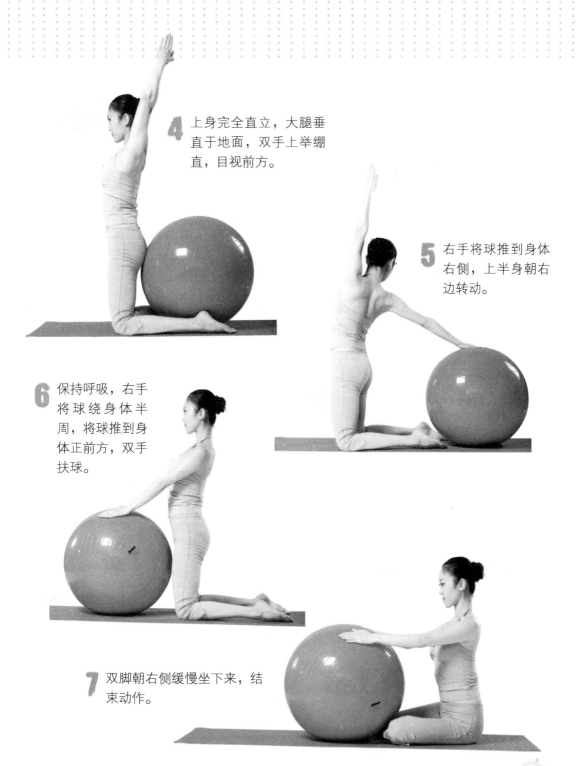

4 上身完全直立，大腿垂直于地面，双手上举绷直，目视前方。

5 右手将球推到身体右侧，上半身朝右边转动。

6 保持呼吸，右手将球绕身体半周，将球推到身体正前方，双手扶球。

7 双脚朝右侧缓慢坐下来，结束动作。

135

仰卧腿夹球式

注意事项 往后靠时一定要缓慢，以免碰伤后背。

1 坐立，伸出双腿，将球夹在两腿中间。双手扶球，两肩分开，手掌朝下。吸气。

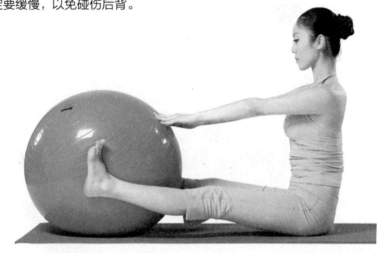

2 手臂上举，手掌向内侧闭拢伸直，与肩平行。

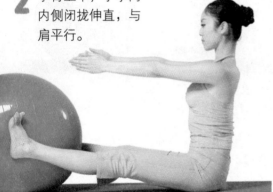

功效：
强化腰腹肌力量，有助于颈部、肩部的肌肉伸展，让你的肢体更加柔软，肌肉更具有弹性。

3 双腿夹球，吐气。向后缓慢靠。手臂保持不变。调整呼吸。

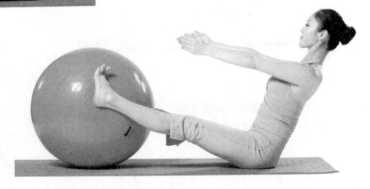

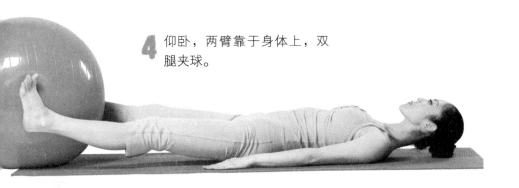

4 仰卧，两臂靠于身体上，双腿夹球。

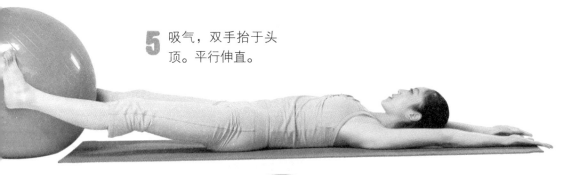

5 吸气，双手抬于头顶。平行伸直。

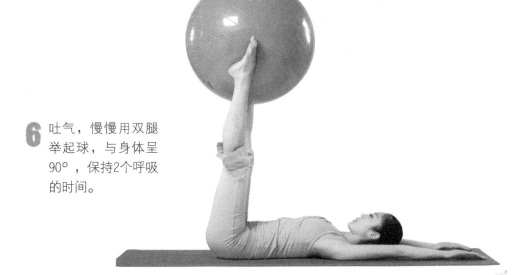

6 吐气，慢慢用双腿举起球，与身体呈90°，保持2个呼吸的时间。

夹球船变形式

注意事项 如果你的腿部肌肉过紧,该练习会变得困难。请尝试变化姿势,确保肩部向下垂。颈部或下背部疼痛者、低血压患者不适宜练习此体式。

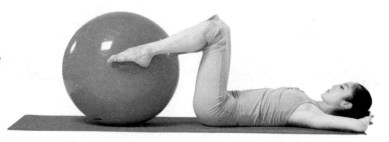

1 脚踝夹球,膝弯曲。吐气,腹部收紧。

2 呼气,双腿夹球,向上伸直,双臂向上伸直,吸气。

3 呼气,收紧腹部,抬起上半身,使身体与双腿呈V字形,双腿与地板呈45°,下颌收紧,吸气,保持2个呼吸的时间。

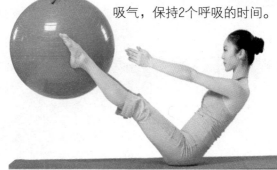

4 呼气,将双腿慢慢放下,双臂与肩平行向前伸直。

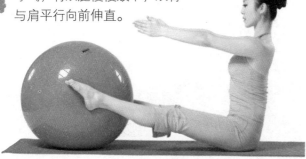

功效:

强化腹部、腿部、臀屈肌、腹股沟和手臂的力量,有助于减掉腰部脂肪;拉伸脊椎和颈部,舒展胸部、肩部和咽喉;雕塑腹部、背部和手臂的线条。缓解腹部胀气,有助于减轻胃部疾患,同时可以增强肾脏。

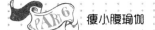
骑马式

注意事项 练习此式时一定要注意动作不要超过自身的极限，否则很容易给脊柱带来伤害。动作宜缓慢稳定地进行，脊柱要有控制地后弯和抬起，不能急上急下，必要时可以用手辅助。

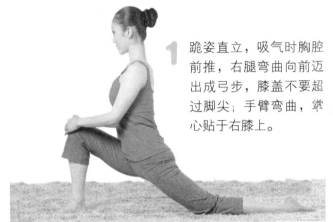

功效：
打开骨盆，刺激舒解骨盆的压力和紧张感，促进盆腔内血液循环，滋养盆腔内生殖器官并强化其功能；收紧腹部，有效减少腹部多余脂肪，让松弛的身体线条变紧实。

1 跪姿直立，吸气时胸腔前推，右腿弯曲向前迈出成弓步，膝盖不要超过脚尖；手臂弯曲，掌心贴于右膝上。

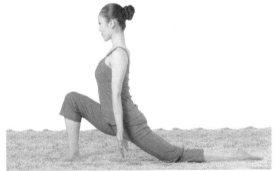

2 保持腰背与地面垂直，手臂伸直，指尖向下；呼气时，臀部收紧，身体向下压，让指尖尽量贴近地面，使髋部有拉伸感，保持1个呼吸的时间。

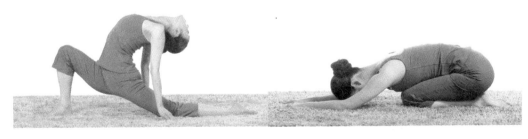

3 再次呼气时，髋部下压，身体慢慢弯曲向后，保持3个呼吸的时间。

4 吸气，身体慢慢恢复到跪姿；呼气时身体前俯，臀部坐到脚跟上，休息片刻，再换腿进行练习。

桥式变形式

注意事项 练习此式时，注意力要集中，控制好身体的平衡。上身抬起时，腰部和髋部用力上抬，臀部和大腿后侧收紧。腰部韧性不够的练习者，可以将瑜伽砖放在腰部，做辅助的练习。

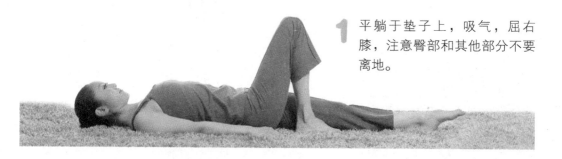

1 平躺于垫子上，吸气，屈右膝，注意臀部和其他部分不要离地。

2 呼气，左腿伸直抬高，脚尖绷直，眼睛看向脚尖方向，调整呼吸。

3 吸气，左膝盖弯曲，左腿落在右腿上，左腿脚尖保持伸直，髋部稳定地沉于地面，不要左右摇晃。

4 呼气，臀部抬起，背部也随之抬起，保持3~5个呼吸的时间后，缓慢放下身体，换腿重复练习。

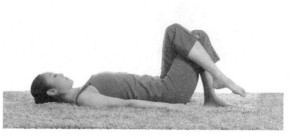

功效：
练习此体式，可以柔软腰部、脊柱，提高腰背的韧性，柔和腹部线条；按摩内脏，有效缓解盆腔疾病；增强身体平衡感和控制力，集中注意力；强健臀部肌肉，塑造挺翘的臀部。

船式

注意事项 练习此式时，要注意收紧腹部肌肉，使身体呈"∨"字形。注意，哮喘、腹泻患者和孕妇不适宜练习此体式；颈部受伤者，可将后背靠在墙上，或头靠墙来练习。

1 仰卧，身体放松。双臂平直向上抬起，头颈向上抬起。

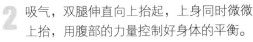

2 吸气，双腿伸直向上抬起，上身同时微微上抬，用腹部的力量控制好身体的平衡。

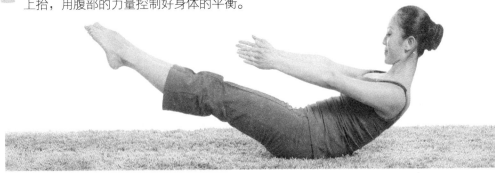

功效：

船式可以刺激我们的甲状腺，促进新陈代谢，加快腹部的血液循环，促进肠胃移动，改善消化不良等症；有助于加强背部、腹部、大腿力量，同时还有助于塑造腹部腰部的性感线条。

3 呼气，上身和腿部继续上抬，挺直的腿部和腰背分别与地面呈45°，保持3～6个呼吸的时间。吸气时，恢复仰卧，放松休息。

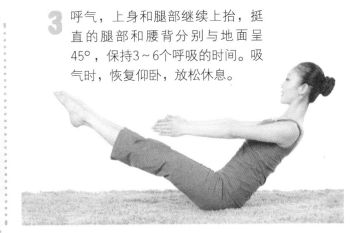

肩桥变形式

注意事项 练习时尽量用腰背部和腿部的力量使身体缓慢往上抬起，如果腰背力量不够，身体就无法形成拱桥式的姿势，就会给颈椎带来很大的压力，造成肩颈酸痛，头脑昏沉。

1 仰卧在垫子上，吸气，弯曲右腿，脚掌踩在靠近大腿根部的位置，小腿与地面垂直，呼气。

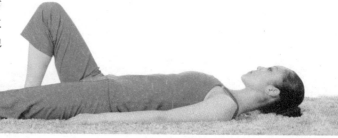

功效：

增加腰腹力和膝盖力量，收紧小腹。通过身体的抬高，促进血液循环，向大脑输送更多的血液，有效松弛神经，改善失眠、抑郁症等症。通过对胸腔、腰腹部和脊柱的伸展，还可刺激肺、胃等体内器官和甲状腺，改善腺体分泌不足或器官功能变弱引起的疲倦、怕冷等不适。

2 吸气，弯曲左腿，双手帮助左腿弯曲，将左脚脚背放在右腿根部。

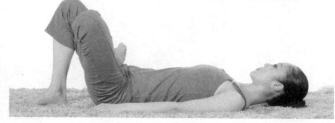

3 呼气，双臂、双肩和右脚掌撑地，腰腹用力，向上抬高身体，保持3~5个呼吸的时间，每一次呼气时，都将身体再向上提拉一些。吸气时身体慢慢放回地面，恢复卧姿，换腿练习。

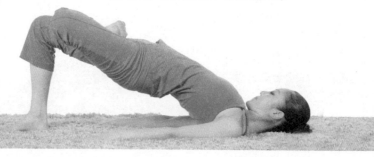

斜面式

注意
事项 练习此姿势需要专心，臀部收紧，膝盖伸直，从侧面看，身体是一个平直的斜面。患有低血压的练习者，练习这个体式时应小心，避免头部后仰过度造成晕眩。

功效：

练习此式可以有效收紧腰腹部、臀部肌肉，预防腰腹、臀部肌肉松弛；伸展胸部，收紧背部肌肉，改善不良体态；通过对胸腔、腰腹部和脊柱的伸展，刺激脏器，增强各器官功能。

1 侧坐在垫子上，双腿并拢伸直；上半身微微往后倾斜，双手手掌置于臀部后方。

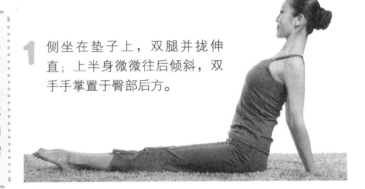

2 呼气，臀部、背部往上提起，双手撑地，与地板呈垂直，头部保持一定的紧张感，不要后仰下垂。保持3~5个呼吸的时间。

3 继续呼吸，呼气时收紧腹部、臀部，感觉身体自胸腰的中点有股向上提拉的力量，颈部向后伸长，下巴上抬，拉伸前颈。

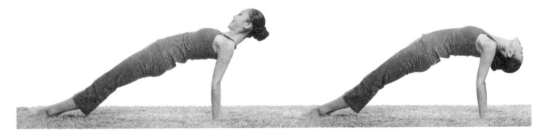

4 吐气，臀部坐回地面，背部慢慢收回，放平头部，身体自然放松。

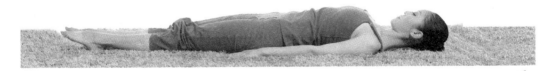

肩立菱式

注意事项 此体式可以和鱼式一起练习，使脊椎得到向前弯曲伸展和向后的挤压放松，从而达到平衡。高血压、心脏病患者和处在生理期的练习者不适宜练习此式。

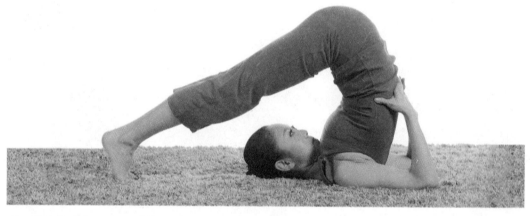

1 仰卧位准备。双腿并拢，吸气，向上抬腿，呼气，腰腹和背部用力，向上提起身体，尽量地让双腿向头后方推送，脚尖顶地，手掌扶住腰背，形成犁式的姿势，呼气。

功效：
此体式能有效刺激甲状腺分泌，促进头、背骨的血液循环，调整自律神经，还有一定的美容功效；使内脏倒转有助于缓解紧张感，治疗内脏下垂，改善消化系统，预防脑脑中风、脑血栓等；强化腰腹部、臀部的肌肉力量，收紧小腹。

2 呼气，右腿慢慢向上抬高伸直，双手护着腰部和背部，吸气，感觉脚尖不断带动脊背向上延伸。

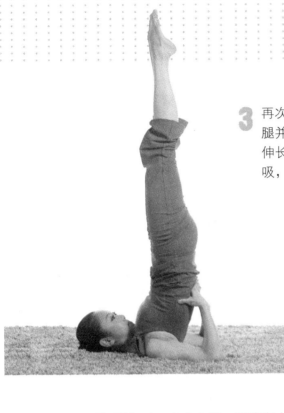

3 再次呼气，抬高伸直左腿，双腿并拢，感受脚尖向天空不断伸长，眼睛看向脚尖。腹式呼吸，保持3~5个呼吸的时间。

4 呼气时，弯曲右腿，腰背和左腿依然绷直朝天空延伸。手肘支撑背部朝上方延伸，保持3~5个呼吸的时间。

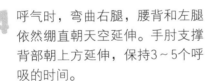

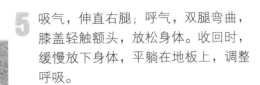

5 吸气，伸直右腿；呼气，双腿弯曲，膝盖轻触额头，放松身体。收回时，缓慢放下身体，平躺在地板上，调整呼吸。

后板式

注意事项 练习这个动作需要较强的肌肉力量，同时腹部要用力收紧，如果练习不到位时就容易犯塌腰弓背等错误，那么就极易造成脊椎受力不均，肌肉发展失调。

功效：
锻炼上肢、腰部、胸部及腹部的肌肉，增强肌肉力量及弹性，提高人体静力性和动力性力量素质；提高人体的平衡性和支撑能力，坚实骨骼，牢固韧带。

1 四肢跪姿，双膝并拢，大腿与小腿弯曲呈90°。

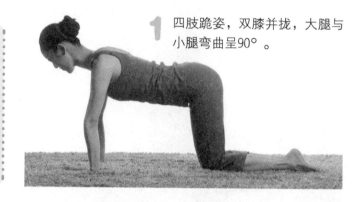

2 双膝伸直，身体抬起，离开地面。

3 双脚慢慢向后移动，吸气，腹部、臀部收紧，双腿绷直，使脊背、双腿成一条直线，保持1~5个呼吸的时间。

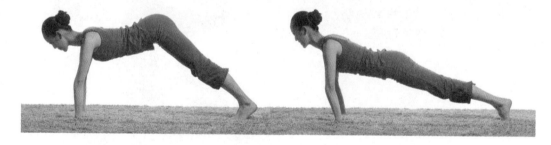

4 身体慢慢落回地面，双腿并拢向后伸直，双臂伸展于体侧，放松身心。

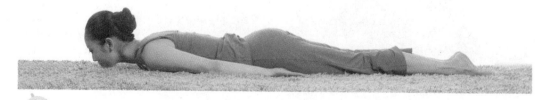

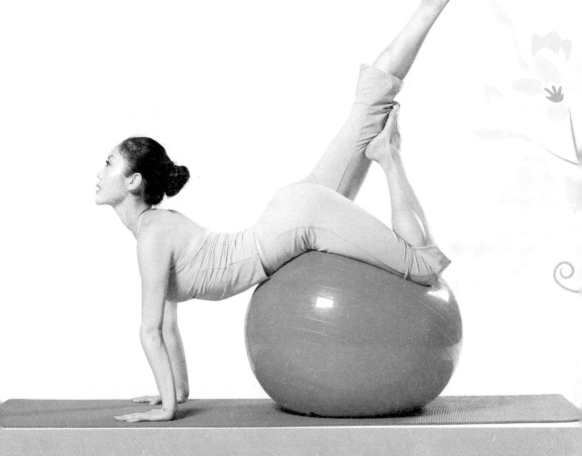

提臀瑜伽

久坐、运动少都可能造成臀部下垂、松垮、赘肉堆积，要想拥有饱满挺翘的臀部，就来学习一下下面的提臀瑜伽吧。它们能帮助你充分锻炼臀部肌肉，减少臀部赘肉，让你的臀部变得挺翘。只要你坚持练习，拥有紧俏美臀就不是梦！

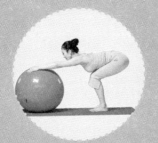

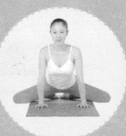

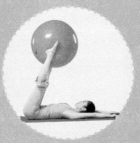

夹球犁式

注意事项 做该动作时注意脊柱底部的稳定，要配合流畅的呼吸进行。视身体接受程度重复次数。

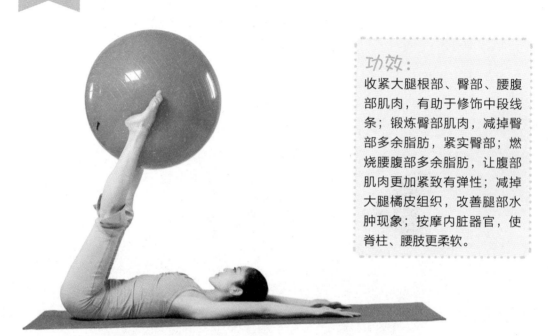

功效：
收紧大腿根部、臀部、腰腹部肌肉，有助于修饰中段线条；锻炼臀部肌肉，减掉臀部多余脂肪，紧实臀部；燃烧腰腹部多余脂肪，让腹部肌肉更加紧致有弹性；减掉大腿橘皮组织，改善腿部水肿现象；按摩内脏器官，使脊柱、腰肢更柔软。

1 仰卧，身体平躺。吸气，双脚夹球抬起。双手伸展于头部后方，手背贴地。

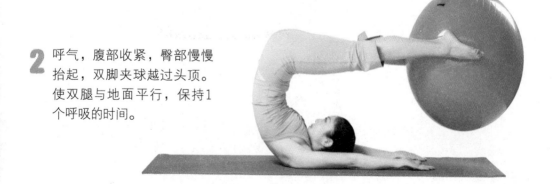

2 呼气，腹部收紧，臀部慢慢抬起，双脚夹球越过头顶。使双腿与地面平行，保持1个呼吸的时间。

3 尽量将球碰地。重心放在球上。

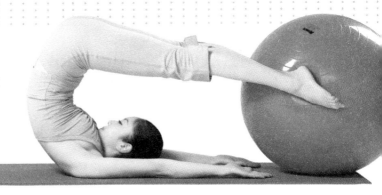

4 吸气，慢慢将脊背放下，使肩部贴地，双腿夹球往后靠，尽量伸展双臂。

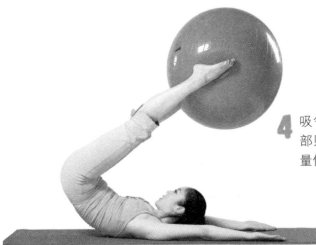

5 身体进一步向下放，使背部完全贴地，双腿保持上举，与身体呈90°，保持2个呼吸的时间。

球式幻椅变体式

注意事项 很多人在做这个姿势的时候身体容易前倾，要稳住身体，先将双脚分开、重心下移，这样不仅可使身体保持直立，还可使髋关节前部、腹部以及胸部伸展得更好。

功效：
燃烧腰部、脊柱、腹部、双腿及臀部的脂肪，修饰身体中段线条；收紧臀部、大腿部肌肉，增强身体中段肌肉力量，修饰臀部线条。长期锻炼此式，还可锻炼盆骨区域，强化生殖系统的功能。

1 站立，半蹲，左臂向上伸直，把球放在你的右手边处，用右手掌压住球。

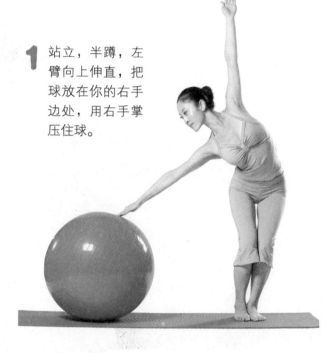

2 把身体的重心转到你右脚上，把球慢慢向后推。

3 稍稍下蹲，把球推到你的正后方，开始吸气。

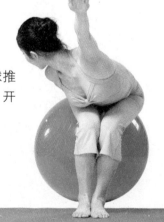

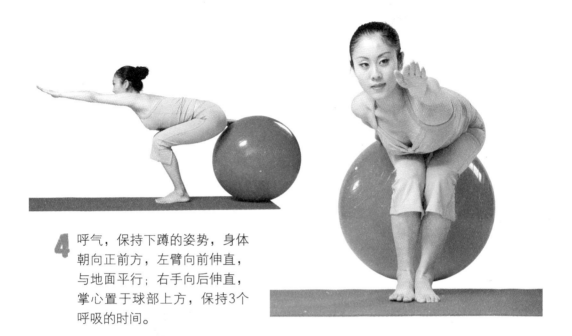

4 呼气，保持下蹲的姿势，身体朝向正前方，左臂向前伸直，与地面平行；右手向后伸直，掌心置于球部上方，保持3个呼吸的时间。

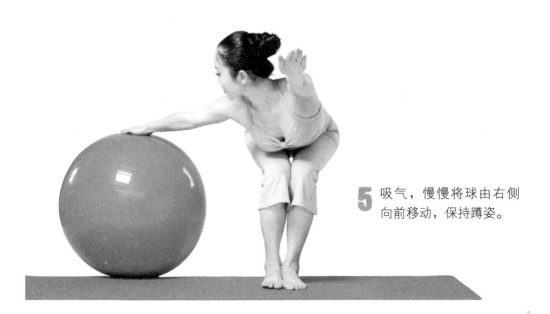

5 吸气，慢慢将球由右侧向前移动，保持蹲姿。

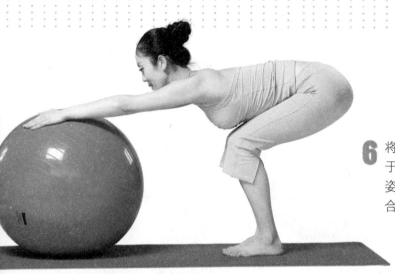

6 将球移到正前方，双手置于球部上方；身体保持蹲姿，上身与大腿紧紧贴合，保持2个呼吸的时间。

7 慢慢将腿伸直，将球拉近身体。背部拱起，低头，保持3个呼吸的时间。

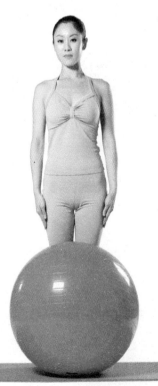

8 身体慢慢直立。动作结束，换边练习，重复4次。

卧球后弹腿式

注意事项 抬起的腿要直上直下，不要弯曲。此动作较为激烈，患有高血压、心脏病的练习者不要尝试这个动作。

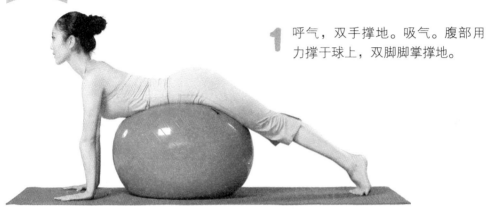

1 呼气，双手撑地。吸气。腹部用力撑于球上，双脚脚掌撑地。

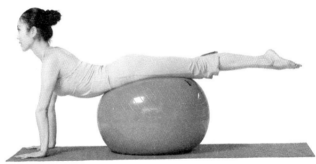

2 缓缓抬起双腿。使身体成一直线与地面平行。在卧球平衡的基础上，稳定重心。

3 利用球的弹动性，双脚交替抬腿，膝盖、脚尖要伸直。配合呼吸有韵律地进行。

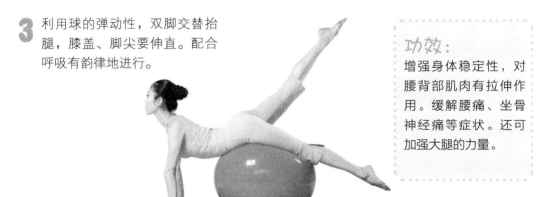

功效：
增强身体稳定性，对腰背部肌肉有拉伸作用。缓解腰痛、坐骨神经痛等症状。还可加强大腿的力量。

倚球踢腿式

注意事项 保持身体稳定，不要踢得太往后，否则背部会拱起。

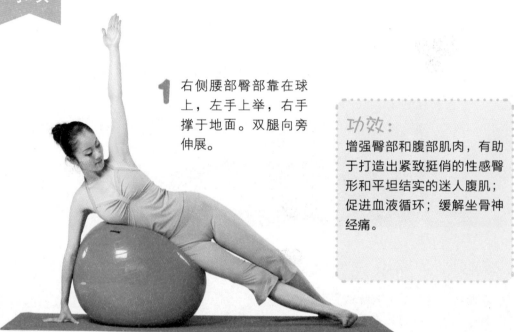

1 右侧腰部臀部靠在球上，左手上举，右手撑于地面。双腿向旁伸展。

功效：
增强臀部和腹部肌肉，有助于打造出紧致挺俏的性感臀形和平坦结实的迷人腹肌；促进血液循环；缓解坐骨神经痛。

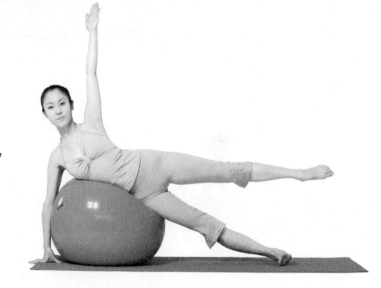

2 向上抬起左腿，与地面平行。

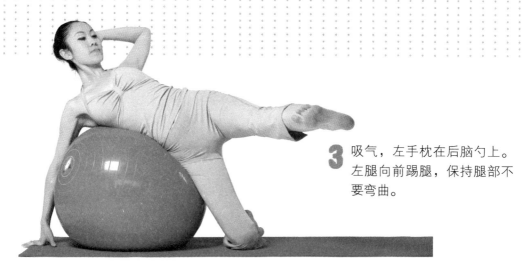

3 吸气，左手枕在后脑勺上。左腿向前踢腿，保持腿部不要弯曲。

4 呼气，往后踢时伸直脚背。

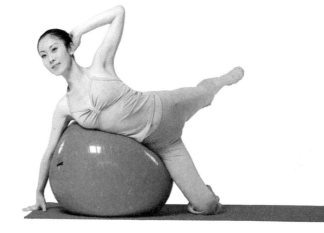

5 左手上举，左腿尽量向上抬高。动作结束。换边练习，重复4遍。

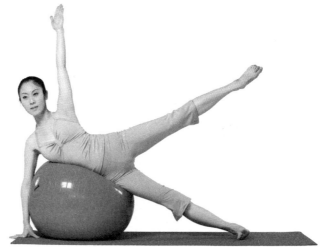

卧球燕子式

注意事项 伸展时将注意力放在臀部及大腿后方，保持腿部伸直。

功效：

通过练习此式，可锻炼臀部及大腿后方肌群，提升臀部线条，有助防止臀部下垂变形；伸展脊柱下方肌肉，使脊柱更强健、更柔韧。

1 双手撑地，身体平卧在球上，与地面平行。

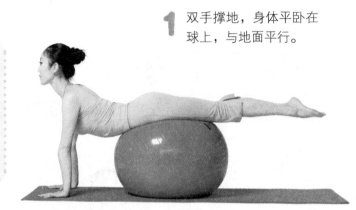

2 吸气，抬起右腿，伸直。

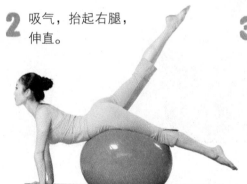

3 呼气时弯曲左膝，以左脚板支撑住右大腿，保持5个呼吸的时间。

4 吸气时放松，先放下支撑的左腿，再放下右腿，恢复到开始的姿势。调整呼吸，换脚重复练习，左右各练习2~3遍。

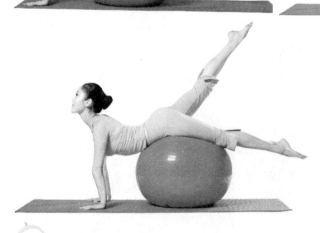

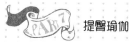

卧球扭臀式

注意事项 练习此式时，要使动作连贯并且受控，在达到臀侧的平面位置时停下。如果动作太慢，球会一直滚动。

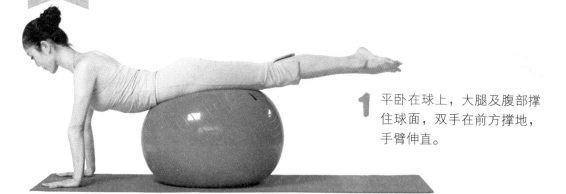

1 平卧在球上，大腿及腹部撑住球面，双手在前方撑地，手臂伸直。

2 呼气，将臀部扭转90°，使左右骨盆、双腿与球面垂直；双腿伸直，用力并拢，保持1个呼吸的时间。

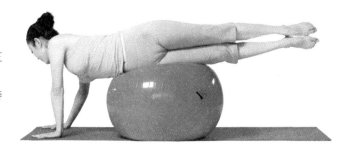

功效：
活动臀部，有助于减掉臀部多余脂肪；增强手臂、背部以及臀部肌肉的力量，增强全身的平衡性；伸展下脊椎，使整个脊椎得到强化和锻炼；收紧大腿根部肌肉，有利于雕琢大腿与臀部之间的线条。

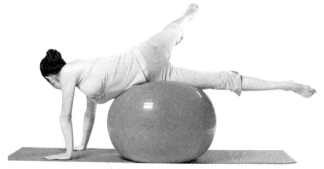

3 呼气，将双腿分开，下边的腿不变，上边的腿尽量向体后伸展。吸气时收回左腿，双腿并拢，臀部慢慢下转，恢复到开始的姿势，换边进行练习。

卧球对折式

注意
事项 保持腰背挺直，腰腹不要弯曲。

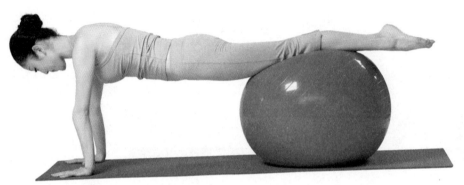

1 平板姿势，膝盖放在球上。
开始吸气。

功效：
增强手臂、腰部、臀部等身体中段的肌肉力量；增强全身各组织和器官的平衡性协调性；促进背部血液循环；增强脊椎的灵活性和背部的韧性；修饰美丽性感的下背部、臀部线条。

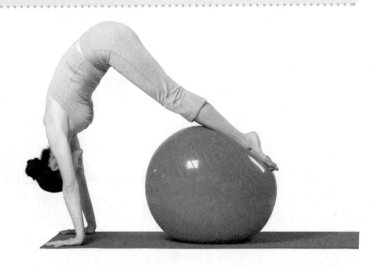

2 呼气时，腿伸直并将球拉近，收腹将身体弯曲如同矛状，腿要确保笔直。吸气，恢复到开始的姿势，重复练习6~8次。

卧球桥式

注意事项 不要向上翻得太高以免背部拱起。保持臀部与身体处于一条平行线上。球离你越远就越难保持稳定，应根据自身的身体情况摆放球的位置。

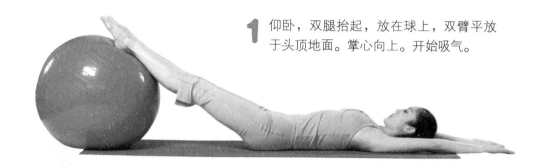

1 仰卧，双腿抬起，放在球上，双臂平放于头顶地面。掌心向上。开始吸气。

功效：
增强腿肌和臀肌的力量；提高下半身肌肉的耐力，有助于修饰腿部和臀部的线条；强健脊椎，改善驼背、脊椎僵硬疼痛等状况。

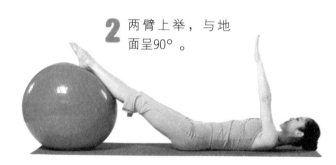

2 两臂上举，与地面呈90°。

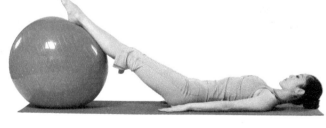

3 双臂放于身体两侧，掌心向下。

4 呼气，腹部用力，臀部和背部充分向上抬起，肩部紧贴地面，保持2个呼吸的时间。

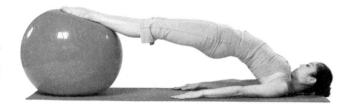

卧球单腿桥式

注意事项 如果有需要可将折叠的毯子垫在肩膀下以保护颈部。颈部损伤者应避免练习这个体位。

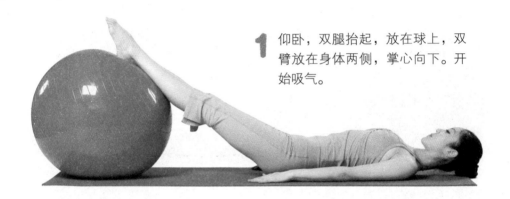

1 仰卧，双腿抬起，放在球上，双臂放在身体两侧，掌心向下。开始吸气。

2 呼气，弯曲右膝，上举。

3 保持姿势。吸气时，缓慢提高臀部，把弯曲的右腿朝天空伸直。

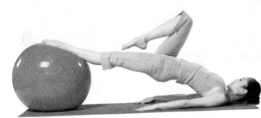

功效：
增强臀中肌的力量，雕琢圆润美丽的臀部曲线；能够有效锻炼到背部和腹部的肌肉，使脊柱更加灵活；同时能够改善脊柱和脊柱神经的血液流动；也可按摩腹脏，缓解便秘。

4 把腿放回球上，换边。吸气，重复。

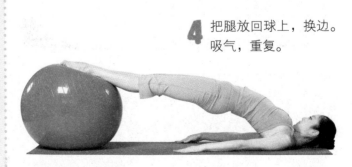

仰卧抱膝式

注意 事项 此体式较为简单，适合绝大多数人练习。在练习时，需要注意的是，背部脊椎始终停留在垫子上，不要向上翘起臀部或者头部，否则会给脊椎带来一定压力，使其无法得到有效放松。

1 仰卧在垫子上，双腿屈膝，脚掌踩在垫子上，双手掌心朝下，肩膀微微打开，扩张胸部。

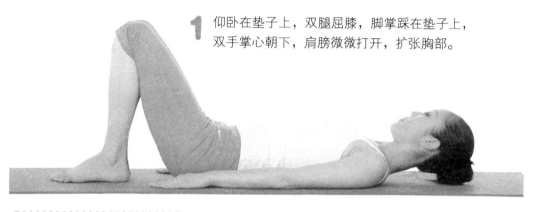

功效：

拉伸腿部前侧的肌肉，修饰腿部线条，使双腿更加匀称；活动髋关节，使骨盆区域的血液循环加快，促进臀部脂肪燃烧；按摩腹部，能增强消化系统功能，缓解腹内胀气；灵活双肩，放松肩颈，改善和矫正各种不良体态。

2 呼气，双手抱住双膝，双膝弯曲抬高，至小腿与地面平行后停留，臀部不要离地，自然呼吸。

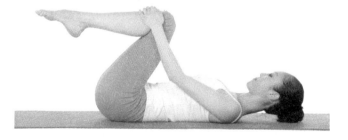

3 呼气时，双膝贴近前胸，大腿紧贴腹部。保持8～10个呼吸的时间，每一次吸气时放松脊椎，每一次呼气时，都将双膝往胸前压进一点。

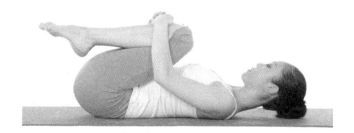

伏莲式

注意事项 练习此式时，要在每个步骤都充分伸展的基础上，再进行下一个动作。双腿的莲花坐一定要盘稳，如果觉得双腿绷得过紧，可以用半莲花或简易式替代。

功效：

此式能有效按摩脊柱和背部肌肉，配合深呼吸，可促进体内脂肪燃烧。经常练习可美化背部曲线，矫正不良姿势；修饰大腿和臀部线条；灵活髋部关节；改善妇科疾病。

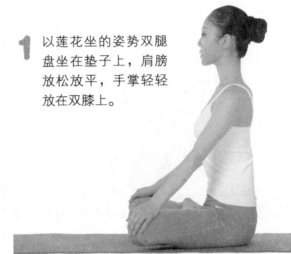

1 以莲花坐的姿势双腿盘坐在垫子上，肩膀放松放平，手掌轻轻放在双膝上。

2 打开手臂，掌心支撑于地，呼气，上身带动身体向前，双臂和双膝支撑住身体，背部保持平直。

3 吸气，身体放下，大腿、腹部、胸部和下巴依次放到垫子上，将手臂放置在背部，双手翻转合十在肩胛骨处，指尖朝上伸展，保持5个呼吸左右的时间。

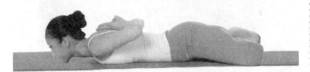

简易式：

初学者、身体韧性相对较弱的练习者可以尝试降低动作的难度，将双腿换成半莲花或是简易坐的姿势，手臂若不能在肩胛骨中间合十，可以背在腰背处，打开肩部即可。

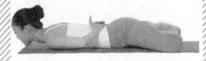

睡蛙式

注意事项 上身下压时，背部不要向上拱起，否则容易造成肩颈僵硬，引发驼背等不良姿势。

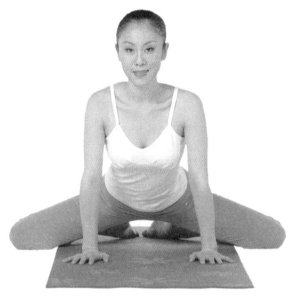

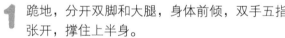

1 跪地，分开双脚和大腿，身体前倾，双手五指张开，撑住上半身。

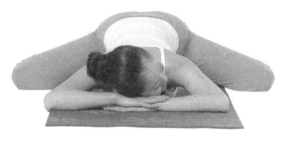

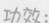

功效：
这个体式可以有效舒展髋部，活动髋部关节；打开腿部内侧，拉伸腿部前侧、内侧线条；伸直脊椎，可缓解坐骨神经痛、下背疼痛；按摩腹部，可使身心得到放松；打开肩部，放松颈部，矫正各种肩颈的不良体态。

2 双手前移，前臂贴地。脚跟与双膝对正，双膝与髋部对齐。骨盆内缩压向地板。胸部触地并将双手当枕垫来用，掌心向下。然后放松身体，缓慢深长地呼吸。还原时伸直头部，双肘放到体侧，慢慢地向后伸出双腿。

抬腿式

注意事项 做此式时首先要保持手掌、膝盖和骨盆平稳、对称，保持身体的平衡，不要出现一前一后、一高一低等状况；身体的歪斜极易扭伤腰部或脊椎，长期错误的姿势还可能引起脊椎侧弯等严重后果，所以一定要注意。

功效：

锻炼臀部肌肉，减少臀部多余脂肪，提臀翘臀；伸展两腿后侧韧带；拉动腹肌、腰肌，塑造纤细的小蛮腰；反方向伸展脊椎，促进背部血液循环，缓解脊椎紧张和疲劳；锻炼身体的平衡感，弱强集中注意的能力。

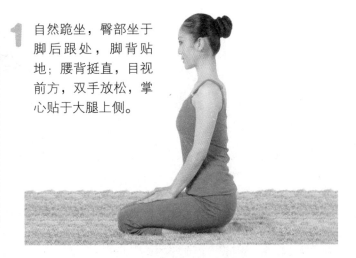

1 自然跪坐，臀部坐于脚后跟处，脚背贴地；腰背挺直，目视前方，双手放松，掌心贴于大腿上侧。

2 吸气，抬腿使大腿与小腿挺直，双手向前撑于地面，使身体成四肢跪姿。

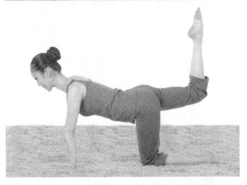

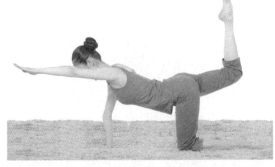

3 呼气，头部抬起，右腿从后方向上抬高，脚尖向天空延伸要，保持姿势1个呼吸的时间。

4 再次呼气时，左手抬起向前伸直，右腿进一步向上延伸，保持2个呼吸的时间。吸气时慢慢恢复到跪坐姿，换边重复练习。

狗变式

注意事项 在练习此式时，髋部和腿部需保持平衡，不要左右晃动，身体的重心平均落在手臂和落地的腿上。否则容易摔倒

功效：
此动作中双腿向外伸展，可锻炼到了臀部的两侧，使臀部的肌肉更加结实；拉伸了双腿内侧，有瘦大腿的功效。

1 双腿跪立在垫子上，大腿与小腿呈90°，脚背贴地；腰背挺直，双手自然下垂。

2 吸气，身体前俯，双手撑地与地面垂直，右腿打开伸直，向体侧伸展。

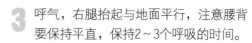

3 呼气，右腿抬起与地面平行，注意腰背要保持平直，保持2～3个呼吸的时间。

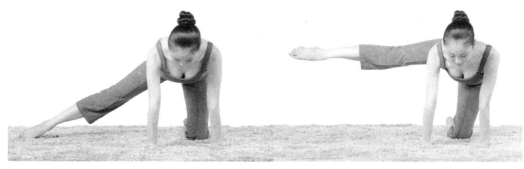

4 吸气缓慢放下右腿，回到开始的姿势，调息片刻，再换左腿进行练习。

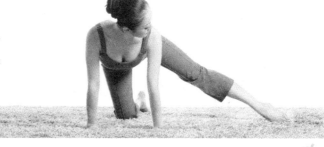

金三角式

注意事项

练习此式下弯时，脊椎始终向前向下延伸，不要弯曲。头部若不能放到地面，也一定要保持向前伸展的状态，否侧，错误的姿势会给颈椎带来酸痛，引起呼吸困难、头晕目眩等不适。

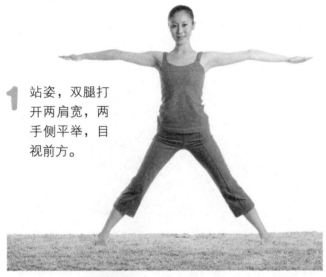

1 站姿，双腿打开两肩宽，两手侧平举，目视前方。

功效：

练习此式可以拉伸臀部和大腿根部的肌肉，美化臀部线条；打开髋部，使盆腔得到滋养，腹部器官得到轻微的按摩，有助于促进消化，还能在一定程度上缓解痛经等妇科疾病；促进头、面部的血液循环，滋养面部和颈部的肌肤，减少皮肤细纹。

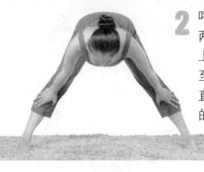

2 呼气，双手扶住两腿向下滑动，上身慢慢前倾，至腰背与地面垂直，保持2个呼吸的时间。

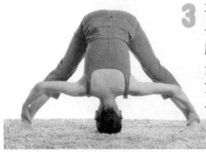

3 再次呼气时，双手向下滑动抓住脚踝，身体进一步下弯，至头部顶住地面，保持3个呼吸的时间。

4 吸气，伸直双臂带动上身缓慢抬起，恢复站姿。反复练习3次。

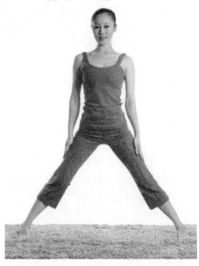

站姿炮弹式

注意
事项 练习此式时，有些练习者为了尽力抬高腿部，容易上身后仰，身体不在一条直线上，这样就易形成耸肩驼背等不良体态。

功效：
增强手臂的力量和弹性，收紧臀部肌肉，美化身体线条；打开肩部，有保持良好体态的效果；拉长颈部线条，促进身体协调性；促进臂部、颈部、臀部的血液循环，起到美容美体的作用。

1 挺直腰背，侧立在垫子上，目视前方。双肩微微朝外打开，手臂自然垂落于体侧，脚掌稳稳站立，紧贴地面。

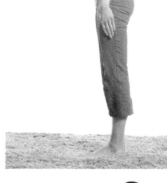

2 将重心慢慢转移到右腿上，吸气，左膝抬起，手指交叉抱膝，脚尖绷直向下。

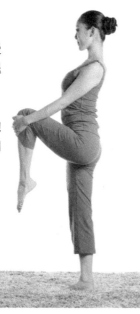

3 呼气，左膝进一步向上抬起，大腿往胸前靠，腹部收紧，保持2个呼吸的时间。慢慢吸气，放左腿，深呼吸，换腿练习。

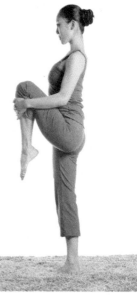

壮美式

注意事项 练习时，站立的那条腿稳稳贴住地面，手臂要把大腿从后侧尽量向上提，往身体方向拉伸不要偏离，否则容易使身体失去平衡，拉伤腿部。

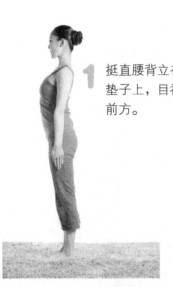

1 挺直腰背立在垫子上，目视前方。

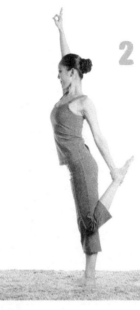

2 左手握左脚，右手自体前抬高伸直，拇指与食指合十，其余三指伸直。

功效：
有助于减掉大腿的脂肪，减掉腿部赘肉，使腿部曲线修长，体态匀称；美化臀部曲线，塑造完美翘臀；强化内脏，改善胃部功能；按摩内脏器官，对治疗糖尿病有一定辅助效果。

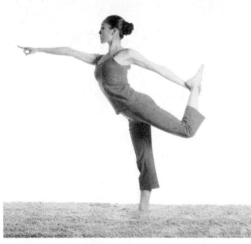

3 呼气，右手向前伸直，左手抓住左腿向上抬高，身体向前倾，保持好平衡。

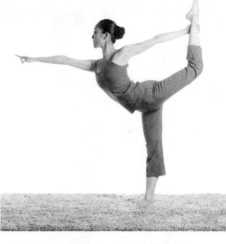

4 再次呼气时，左腿尽量往后上方提高，收紧臀部，保持3个呼吸的时间。呼气时恢复站姿，换边进行练习。

美臀式

注意事项 练习此式，注意腰背不能向上拱起抬高，否则会给胸部、肩部和颈部带来很大的压力，使练习者感觉憋气、胸闷。

1　仰卧，掌心朝下放于身体两侧，脚尖向前伸直，放松身体，呼吸。

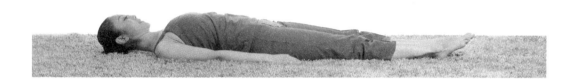

2　弯曲双膝，脚分开约一肩宽，脚跟落在大腿根部，右手抓住右脚踝，左手抓左脚踝。

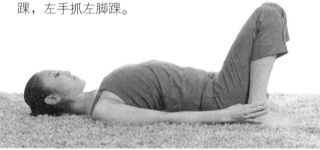

功效：
强化大腿和臀部肌肉，美化臀部线条；刺激膝关节，有助于预防关节老化和小腿抽筋；挤压颈部，可增强器官、甲状腺与扁桃腺功能。

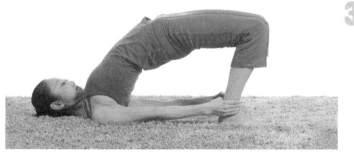

3　呼气，臀部、大腿收紧，腰腹向上抬，双手抓住双脚脚踝，肩胛骨向后夹紧，眼睛看腹部，脚跟抬起，保持此姿势3～5个呼吸的时间。缓慢放下腰背，重复练习3次。

在家就能做的简易瘦身瑜伽

猫变形式

注意事项 练习此体式时，一定要注意保持好身体的平衡，以免扭伤腰椎和颈椎。同时，一定要注意动作的轻柔与缓慢，并配合正确的呼吸。

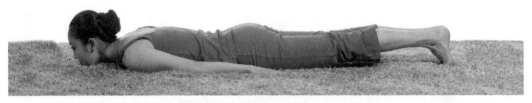

1 俯卧，双手臂伸直放在身体两侧，掌心朝地，双腿并拢伸直，脚尖点地，下巴着地。自然呼吸。

2 吸气，臀部带动腰部上抬，双腿伸直，脚尖撑地，往前走一小步。

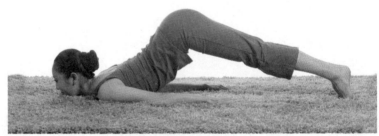

3 脚尖前移，再一次抬高臀部，感觉臀部有一股力量将身体往上拉，双腿保持伸直。

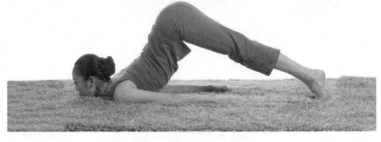

功效：
练习此式可以充分伸展背部、腿部和肩膀，改善血液循环，缓解肩膀酸痛和疲劳；预防妇科疾病；使脊椎得到适当的伸展，增强身体的灵活性；同时，此体式还可以美化手臂线条、大腿后侧线条，且有一定的瘦腰、翘臀功效。

美腿瑜伽

瘦腿的方法多种多样，那么，如何有效瘦腿呢？有别于跑步、蹬单车的瘦腿法，瘦腿瑜伽能起到一种拉伸和舒展肌肉的作用，它既能有效促进腿部脂肪的燃烧，又不会导致肌肉隆起，形成肌肉腿。想拥有修长双腿，让小腿不粗，让大腿立刻瘦，不放试一试瘦腿瑜伽吧。

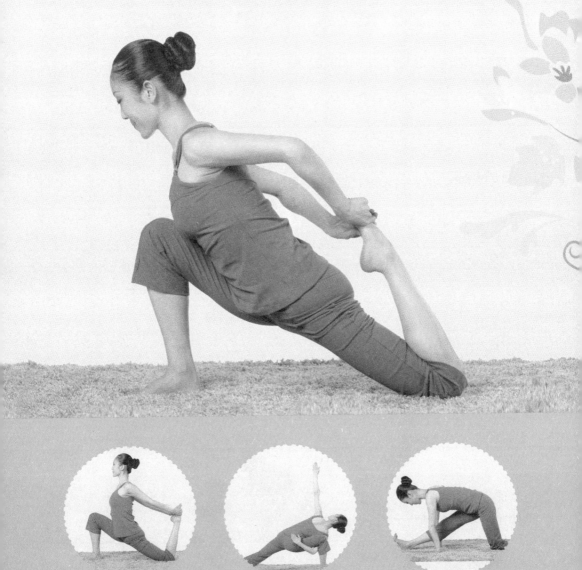

坐广角B式

注意事项 练习时要注意收紧下腹，保持脊椎平直，不要弯曲，否则身体得不到有效伸展，还可能造成腰部损伤。

1 双腿伸直平坐在垫子上，双手放于体侧保持身体平衡。

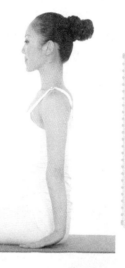

> **功效：**
> 这个体式可以拉伸腘绳肌，伸展大腿内侧的肌肉，增加其柔韧度；促进骨盆区的血液循环，滋养生殖器官；锻炼支撑膀胱和子宫的肌肉，改善髋部的僵硬姿态，缓解坐骨神经痛。

2 双腿向两侧伸开，身体前倾，保持脊柱伸直，用双手的食指和中指勾住双脚大脚趾。

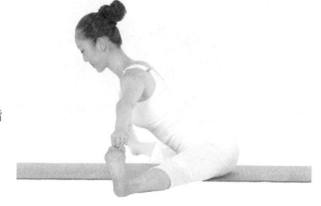

3 呼气，身体进一步向前倾，尽量贴地，保持脊椎伸直，沿着地面伸展身体，保持5~8个呼吸的时间。

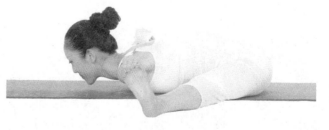

手枕式

注意事项 练习这个体式时，要保持好身体的平衡。腿从侧面打开时，不要弯曲腿部或膝盖，弯曲的膝盖会缓解侧腰和腿部的拉伸力，使身体部位得不到有效锻炼，还有可能使身体失去平衡。

1 侧卧在垫子上，左侧大臂着地，左手托头侧面，右手放在右大腿上，双腿并拢伸直。

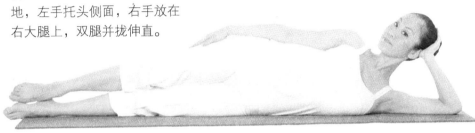

2 吸气，抬起右腿，弯曲，右手抓住右脚脚跟，保持平衡。

3 呼气，右手向上拉起右腿，右膝绷直，尽量贴近头部，保持5~8个呼吸的时间。

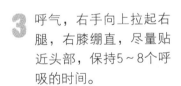

4 吸气，还原落下，放松身体。休息片刻后，换另一侧再练习。

功效：
练习手枕式，可以让身体在放松的同时，拉伸大腿内侧和侧腰，修饰身体侧面与腿部线条，有效缓解消化系统疾病症状，消除腹内胀气。

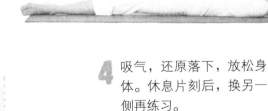

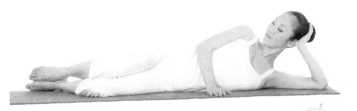

仰卧侧伸展式

注意事项 练习此体式时，要注意保持双腿伸直，髋部左右平衡。如果双腿不伸直，髋部翘起，容易使脊椎扭伤，双腿得不到正确伸拉。

1. 平躺在垫子上，吸气，弯曲右膝，右手抓住右脚脚趾。

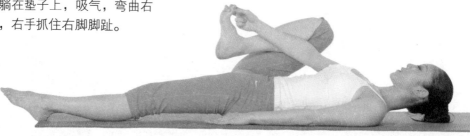

功效：

强健腿部力量，提高腿部柔韧性；打开髋关节，灵活身体各个部位的关节；放松身体，让身心变得宁静。

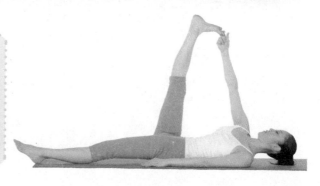

简易式：

腿部柔韧性不是很好的练习者，可以利用瑜伽伸展带辅助练习。或者通过手支撑膝部，将弯曲的腿向外侧打开。

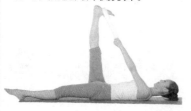

2. 呼气，右腿抬起向上伸直，右手拉住右脚，并向下固定右臀后部，保持右腿与骨盆成一条直线来完全伸直右腿。

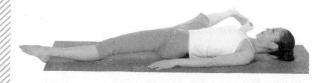

3. 呼气，右手带动右腿向身体右侧倒去，上半身保持贴地不动，左腿向前伸直，保持5～8个呼吸的时间。缓慢回到卧姿，换边练习。

半月式

注意事项 练习此式时，一定要注意保持身体的平衡，身体不要过于前倾，否则会导致头颈部血液循环不畅，引起头昏。

功效:
舒展腘绳肌腱，加强腿部后侧的韧性，紧实腿部肌肉；舒展胸部与髋部，缓解生理期不适和坐骨神经痛。

简易式:
身体弯曲太过便不能保持平衡的练习者，可以借助瑜伽砖来完成体式。

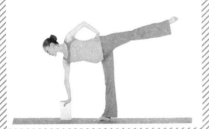

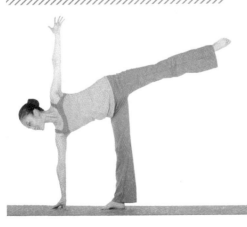

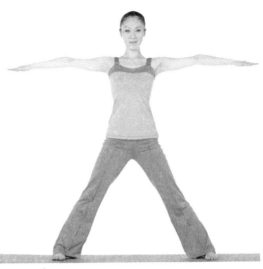

1 站姿，两腿分开大约两个肩宽，脚尖指向前方。

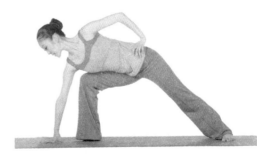

2 右脚外转90°，左脚微微内转；呼气，右膝弯曲，右手放在右脚前方，左手放在髋部处，眼睛看向右手指尖。

3 呼气，右臂撑住身体，左腿抬高伸直，左臂打开向上伸展，将身体的平衡点控制在骨盆处，保持3~5个呼吸的时间。吸气时恢复到站姿，调整呼吸，换边练习。

劈叉式

注意事项 此体式的重点在于腿部的前侧和后侧的拉伸。在上身帮助腿部下压时，前腿的膝盖一定要伸直拉伸，否则腿部就无法得到有效伸拉。此体式不适宜高血压、低血压患者练习。

1 跪立在垫子上，右脚向前跨出一步，右小腿和右大腿呈90°。

功效：
伸展与锻炼大腿和腘绳肌腱；打开髋部、腹股沟和腰肌；预防静脉曲张；预防与缓解坐骨神经痛、疝气；提高身体的平衡性。

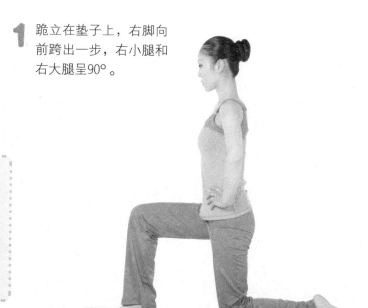

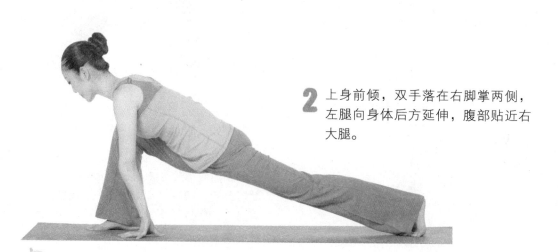

2 上身前倾，双手落在右脚掌两侧，左腿向身体后方延伸，腹部贴近右大腿。

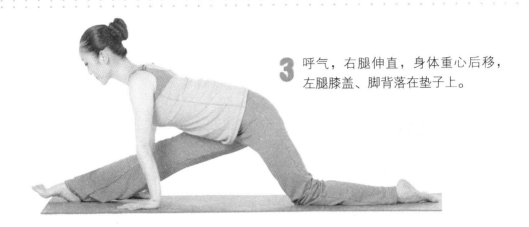

3 呼气，右腿伸直，身体重心后移，左腿膝盖、脚背落在垫子上。

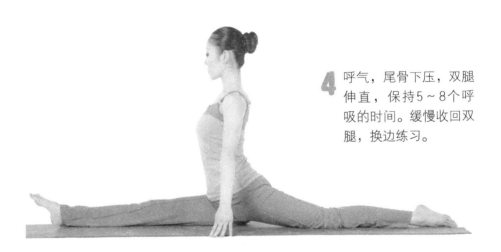

4 呼气，尾骨下压，双腿伸直，保持5~8个呼吸的时间。缓慢收回双腿，换边练习。

简易式：

在右腿的髋部两侧放两块砖，手撑在砖上，左小腿贴近地面，不要外翻，以保证脊柱挺直，上半身提起。

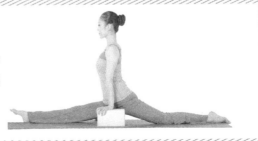

脚尖式

注意
事项 练习此体式时，脊柱要一直保持伸直平伸的状态，不要弯腰驼背，否则容易摔倒，扭伤关节。

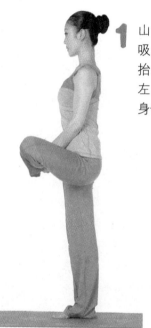

1 山式站立准备，吸气，左膝弯曲抬起，双手扶住左脚板，保持好身体平衡。

功效：

强化足弓、脚腕、小腿和大腿的力量，提升身体的平衡能力；刺激下半身血液循环，还可以预防腿肚抽筋，改善腿部胀气，降低腿部静脉栓塞发生的几率。

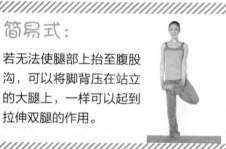

简易式：

若无法使腿部上抬至腹股沟，可以将脚背压在站立的大腿上，一样可以起到拉伸双腿的作用。

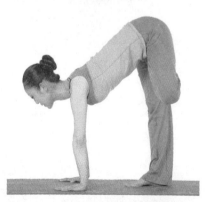

2 将左脚放在右大腿上方的腹股沟处，呼气，弯腰，上身缓缓前倾，双手撑地，保持右腿伸直。

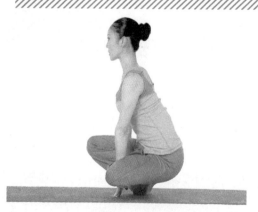

3 右腿弯曲，坐在右脚后跟上，吸气，保持5～8个呼吸的时间。还原成山式，换腿练习。

单腿侧伸展式

注意事项 练习这个体式最重要的部分就在于双腿的伸直拉伸。因此出现的错误也多在此处。腿部弯曲导致身体失去正位，于是控制身体的平衡就变得困难，甚至会在拉伸腿部的过程中摔倒。

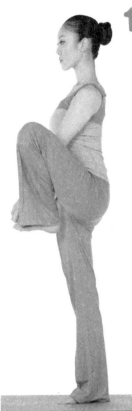

1 从山式开始，左膝弯曲上提，用左手的食指和中指抓住左脚大脚趾，右手放在右髋关节上，保持身体平衡。

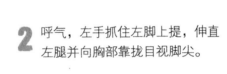

2 呼气，左手抓住左脚上提，伸直左腿并向胸部靠拢目视脚尖。

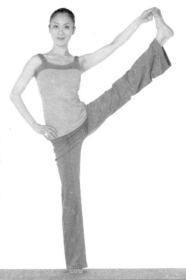

3 再次呼气时，将左腿进一步抬高，左手带动左腿向身体左方转动，与身体侧面处在同一平面后，停留保持。平稳地呼吸。

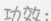

功效：
练习此体式，可以有效锻炼腿部肌肉，增强肌肉耐力；提高身体的控制能力和平衡能力；挺直腰背，矫正身体的不良体态。

下犬式变体

注意事项 练习时要注意避免双腿弯曲、脚跟跷起、背部拱起等错误姿势，这些错误姿势虽然缓解了背部和腿部的拉伸，但下背部和腿部没有得到拉伸，给双肩和双手掌带来较大的压力，极易扭伤手腕关节。

功效：
改善消化系统的功能；缓解失眠、生理期和更年期不适及下背部疼痛；增强手臂、腿部、躯干的力量；伸展手掌、胸部、背部、腘绳肌腱、小腿和双脚；使全身充满能量。

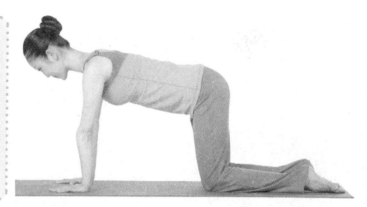

1 双手双腿撑地，跪立在垫子上。

2 呼气，提臀，伸直双腿，背部保持平直，通过臀部拉伸背部。

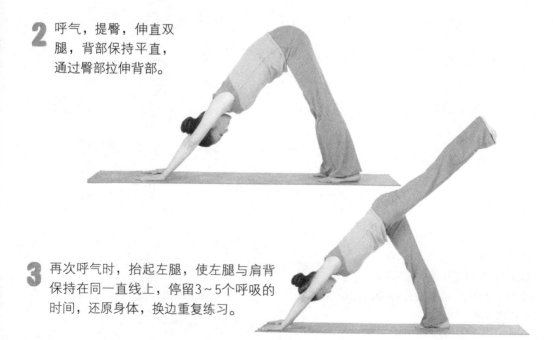

3 再次呼气时，抬起左腿，使左腿与肩背保持在同一直线上，停留3~5个呼吸的时间，还原身体，换边重复练习。

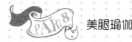

鹭式

注意事项 伸展双腿时，腰背一定要保持挺直的状态，不要为了追求伸展的效果而弯曲脊椎。否则会挤压到内脏器官，不利于保持呼吸顺畅，使有氧运动变成无氧运动，增加体内"疲劳毒素"的堆积。

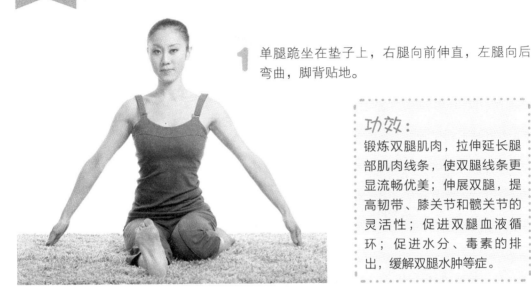

1 单腿跪坐在垫子上，右腿向前伸直，左腿向后弯曲，脚背贴地。

功效：

锻炼双腿肌肉，拉伸延长腿部肌肉线条，使双腿线条更显流畅优美；伸展双腿，提高韧带、膝关节和髋关节的灵活性；促进双腿血液循环；促进水分、毒素的排出，缓解双腿水肿等症。

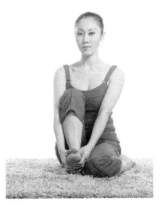

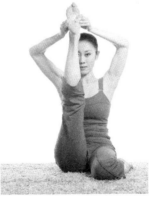

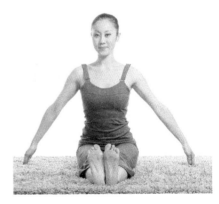

2 吸气，右腿弯曲抬起，双手握住右脚板，腰背保持挺直，上半身不要弯曲，头部摆正。

3 呼气，双手握住右脚向上伸直；再次呼气，使右腿尽量向身体靠拢，保持3个呼吸的时间。

4 吸气，慢慢放下右腿，双腿向前伸直，调整呼吸，然后换左腿继续练习。

摇篮式

注意
事项
此体式难度不高，练习时肩膀要放松、放平，脊柱一定要保持伸直，不要弯曲。但若要将大腿贴近胸部，对于韧性不够的初学者可能有一定困难，那么可将原本伸直的腿弯曲，脚跟靠近臀部。

1 坐姿，腰背挺直，双腿并拢向前伸直，脚尖朝上；双手自然下垂，指尖撑于臀部后侧。

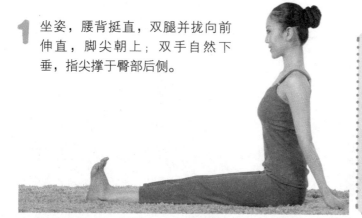

功效：
本体式可以强健脊椎，强健大腿后侧肌肉和韧带；使臀部重心上移，减少臀部多余脂肪，防止臀部下垂；减少小腿后侧多余脂肪，使腿部结实有力。

2 吸气时，曲左腿，膝盖外转，双手抱住左脚和左小腿。

3 吸气，将左腿上抬，左脚板放右肘肘窝里，左膝盖放在左肘肘窝内。

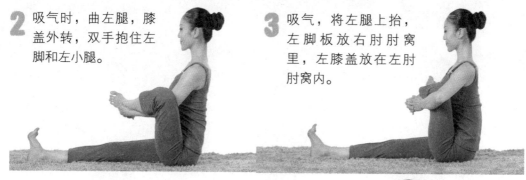

4 呼气，放松肩膀，将左腿压向胸前；前后推动左腿时，重心放在大腿根部和尾椎处，右腿不要移动，脊柱不要弯曲。再次吸气时回到开始的姿势，换边操作。

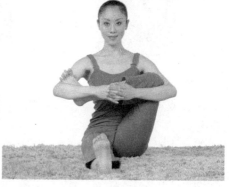

细腿变化式

注意事项 此体式对腹部、腿部的肌肉要求很高，初学者的右手不能抓到左脚时，容易弯屈膝盖，造成对腹部、脊椎的挤压。这时可借助毛巾完成动作。

1 直腿坐，吸气，上身后仰，双手肘撑地，保持上臂与地面垂直，腰部挺直，不要凸肚。

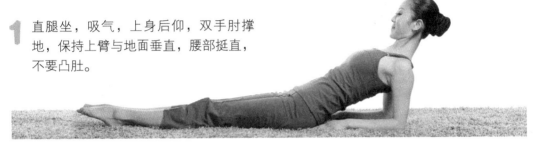

功效：
此体式能修长腿部线条，燃烧腹部脂肪，去除腿部及腹部的赘肉，增强体力，增加腰腹和双腿的力量。

2 呼气，双脚伸直高举，与身体保持90°，保持1个呼吸的时间。

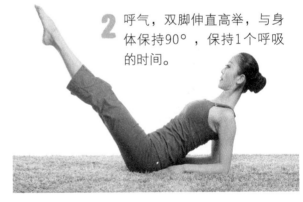

3 再次呼气时，双手伸直，左手后移，上身缓慢左转。

4 吸气，用右手握住左脚；呼气时，将左腿拉向身体，保持2~3个呼吸的时间。恢复坐姿，换边练习。

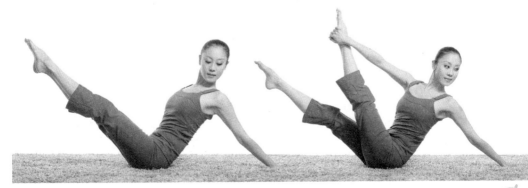

跪姿伸腿式

注意
事项 练习此式时，肩膀要保持放松，手臂向前延伸，身体重心放于双腿；左右盆骨保持平整，不左摇右晃，否则容易导致身体重心不稳。

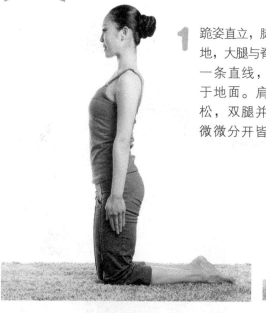

1 跪姿直立，脚背着地，大腿与脊柱成一条直线，垂直于地面。肩膀放松，双腿并拢或微微分开皆可。

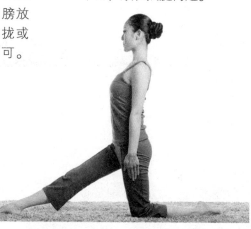

2 迈出右腿，伸直，脚掌放在地面。上身保持平直，双手自然下垂，放在大腿两边。

3 吸气，右腿脚尖勾起，拉伸右腿韧带；呼气时俯身向前，双手撑压于右腿两侧，保持3个呼吸的时间。

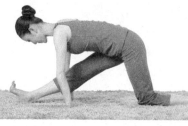

4 再次呼气时，掌心沿地面向前滑动，身体进一步下压，尽量贴近右腿，保持2～3个呼吸的时间。

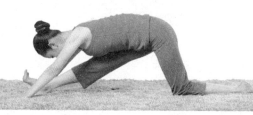

功效：
腿部的伸拉可有效增强腿部韧带、肌腱和肌肉的伸展性，同时有助于减掉腿部赘肉，塑造流畅的腿部线条。手臂的伸拉则可增强臂部、手部和背部肌肉的伸展，减掉手部和背部的赘肉，达到细臂美背的双重功效。利用身体前屈动作按摩腹部器官，可增强内脏功能。

髋曲肌伸展式

注意
事项 练习此式时，最重要的是要保持身体平衡，在身体能够很好地平衡后，再尽力将跨往前推，达到后腿的脚跟贴近臀部的效果；如果感到大腿后侧痉挛，就说明已经达到身体的极限，此时应该立刻停止动作。

功效：
这个体式可以有效地伸展整个大腿前侧的肌群，避免过度伸展腿后侧肌群所造成的肌肉单向性紧张，并且可以增强集中注意力的能力。练习这个体式可以拉伸腿部，有效美化腿部、臀部线条，同时还可以扩张双肩，美化形体。

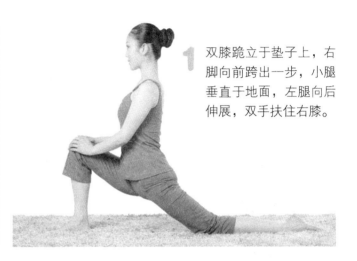

1 双膝跪立于垫子上，右脚向前跨出一步，小腿垂直于地面，左腿向后伸展，双手扶住右膝。

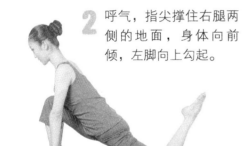

2 呼气，指尖撑住右腿两侧的地面，身体向前倾，左脚向上勾起。

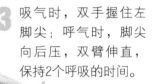

3 吸气时，双手握住左脚尖；呼气时，脚尖向后压，双臂伸直，保持2个呼吸的时间。

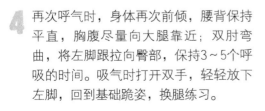

4 再次呼气时，身体再次前倾，腰背保持平直，胸腹尽量向大腿靠近；双肘弯曲，将左脚跟拉向臀部，保持3~5个呼吸的时间。吸气时打开双手，轻轻放下左脚，回到基础跪姿，换腿练习。

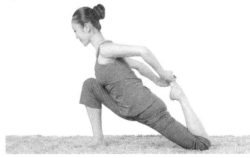

站立侧拉腿

练习此式时，要注意保持好身体的平衡，脊椎不要侧弯或者前后倾斜，否则很容易失去平衡，拉伤两侧侧腰的肌肉，并导致肩颈酸痛。

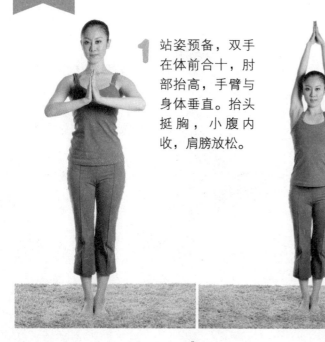

1 站姿预备，双手在体前合十，肘部抬高，手臂与身体垂直。抬头挺胸，小腹内收，肩膀放松。

2 吸气，双臂上举过头顶。呼气时，手臂带动身体向上伸展。

功效：
侧拉腿的动作可以同时锻炼大腿内外侧肌群及臀肌，有助于增强盆骨与大腿关节灵活性，使其更柔韧、有力；长期练习这个体式，还可以增强身体的平衡力和控制力，使身体各个部位更均衡的发展。

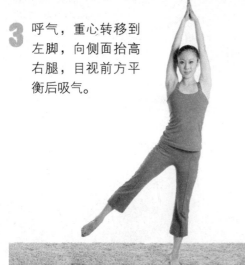

3 呼气，重心转移到左脚，向侧面抬高右腿，目视前方平衡后吸气。

4 吸气，脚尖绷直；呼气，右腿再次往外打开，抬高到极限，保持3个呼吸的时间。缓慢恢复站姿，换腿练习。

三角扣手式

注意事项 练习此式时，身体的重量要均匀地落在双脚上，两腿的宽度取决于髋部的柔韧性、腿部的力量和膝盖的力量。

功效：
拉伸大腿内侧，强壮腿部肌肉；消除腰侧和臀部多余的脂肪；通过扭转促进新鲜的血液流向脊柱，使脊柱灵活；缓解并消除腰、背部的紧张、疲劳感；缓解坐骨神经痛以及关节的疼痛。

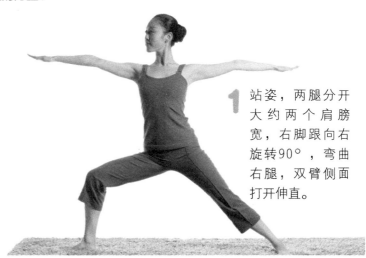

1 站姿，两腿分开大约两个肩膀宽，右脚跟向右旋转90°，弯曲右腿，双臂侧面打开伸直。

2 吸气，身体向右侧弯曲向下，右手放置于右腿内侧，手臂抵住膝盖内侧，左手臂向上伸展。

3 呼气，右手弯曲，穿过右腿，伸向背后，左臂继续向上延伸，转头，目视上方。

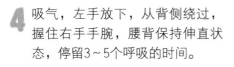

4 吸气，左手放下，从背侧绕过，握住右手手腕，腰背保持伸直状态，停留3~5个呼吸的时间。

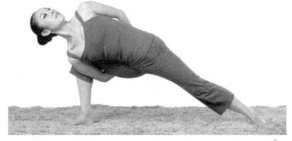

半莲花站立前屈式

注意事项　此体式对身体的平衡性要求较高，练习过程中一定要保持动作的协调性，附身下屈时，右腿支撑着全身的重量，注意不要左右晃动，以免失去平衡。

1 挺直腰背站立，双腿并拢，双手放在身体两侧，目视前方。

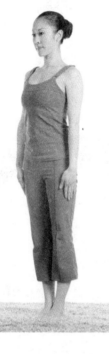

功效：
此体式对全身的关节都有很好的伸展效果，尤其是膝关节、踝关节和肩关节，能预防膝关节僵硬；有助于减掉膝盖周围的赘肉，拉长腿部的比例，在深呼吸时，能有效按摩内脏器官，温暖腹部。

2 左腿向左弯曲，将左脚脚踝放到右大腿上，左手绕过身后，与右手一同抓住左脚脚趾，保持身体平衡。

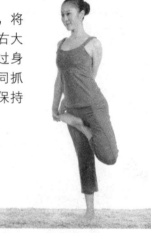

3 深深吸气，呼气时身体缓慢向前屈，右手下伸触地，保持3~5个呼吸的时间。

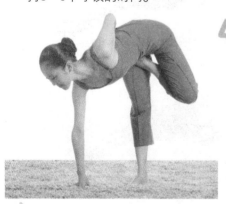

4 呼气时，低头，身体进一步向下弯曲，使胸口尽量向大腿靠近，保持2个呼吸的时间。吸气时恢复站姿，换边重复练习。

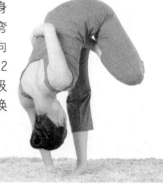

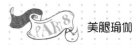

手抓脚单腿站立伸展式

注意事项 练习此式时，身体的重心要放在支撑脚上，不要左右摇摆，否侧很容易引起拉伤或扭伤。初学者可以用带子或用背靠墙帮助练习，待练习熟练后，再尝试做更大的拉伸。

功效：
练习此式，可以增强身体的平衡能力和控制能力；向上拉伸的动作能增强腿部力量和腰腹部力量，帮助拉伸腿部后侧线条，纤细大腿。

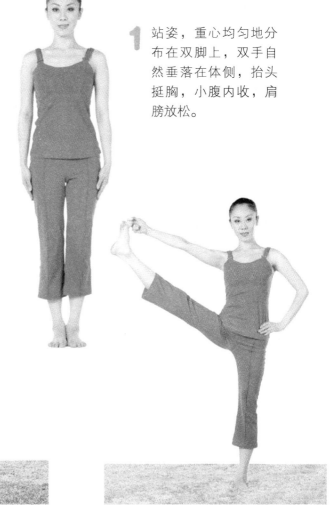

1 站姿，重心均匀地分布在双脚上，双手自然垂落在体侧，抬头挺胸，小腹内收，肩膀放松。

2 吸气，左手叉腰，屈右膝，右手去抓右脚脚趾，抬高右腿。

3 呼气，抓住右腿向侧面打开伸直，伸展右腿，保持2个呼吸的时间。吸气时恢复到站姿，换腿重复练习。

幻椅式

注意事项 练习此式时，要求将身体上半身的重量下沉到你的骨盆，以达到放松背部、强壮腿部的功效，否则会造成腰部压力过重，导致腰酸背痛等问题。

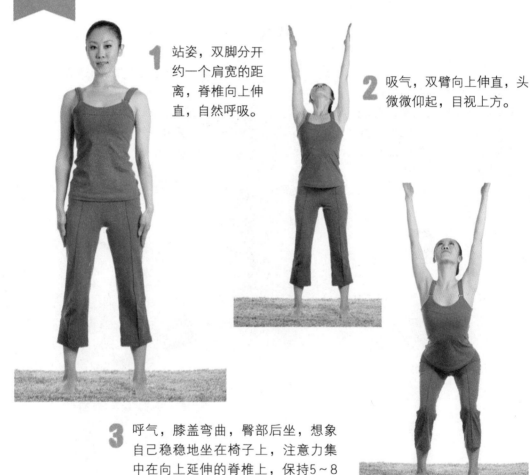

1 站姿，双脚分开约一个肩宽的距离，脊椎向上伸直，自然呼吸。

2 吸气，双臂向上伸直，头微微仰起，目视上方。

3 呼气，膝盖弯曲，臀部后坐，想象自己稳稳地坐在椅子上，注意力集中在向上延伸的脊椎上，保持5～8个呼吸的时间。

功效：
练习此式，可以强健脊椎、大腿、臀部和背部，增强肌力；纤细手臂线条，扩张双肩，纠正肩部、背部的不良体态。肚脐至骨盆底部的部位不仅是生殖、消化、排泄器官的居所，它还负责控制沿着脊椎的能量流，多多练习此体式，可以使盆骨区域的能量得到补充。

脚尖跪式

注意事项 练习此式时要格外小心，上身进行动作时，下半身一定要保持好平衡后再缓慢上抬，不可急上急下，否则容易失去平衡，伤害到脚踝。

功效：
此体式踮脚尖的动作能够强化脚踝和脚趾的力量；增强手部、手肘关节、膝盖、脚踝的韧性。

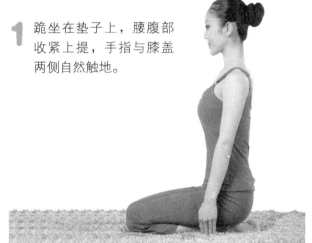

1 跪坐在垫子上，腰腹部收紧上提，手指与膝盖两侧自然触地。

2 控制好身体，保持平衡，慢慢踮起脚尖。双手可以轻触地面，以保持身体平衡。

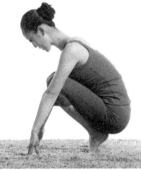

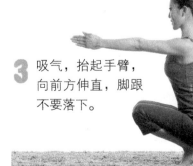

3 吸气，抬起手臂，向前方伸直，脚跟不要落下。

4 缓缓呼气，双手慢慢举起，掌心在胸前合十。保持3～5个呼吸的时间。

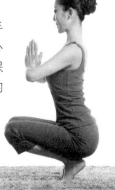

蝙蝠式

准备做此式时，注意尾骨需端正地坐在垫子上，保持平稳，才能使脊椎如梁柱般往上挺直，才是做腿部动作与手肌肉施力的要点。

功效：
此式可增强卵巢功能，增强精力，舒缓生理不适，改善性冷淡。腿部肌肉的拉伸能矫正骨盆异常，缓解坐骨神经痛，收紧大腿肌肉，保持关节的柔韧与灵活性，预防下半身肥胖。

1 正坐，双腿并拢向前伸直，脚尖向前；双肩打开，手臂向后打开，指尖撑于臀部后方。

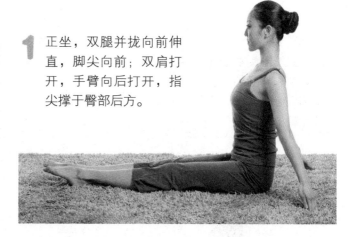

2 吸气，两腿左右分开至个人极限处；呼气，身体慢慢向前倾，双手自然置于膝盖上。

3 呼气，慢慢将上身向前方地面趴下，直至双腿内侧有紧实感即可，保持2~3个呼吸的时间。

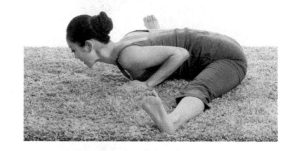

4 再次呼气时，双手向左右打开，手指抓住指尖，下颌贴地，让身体进一步贴近地面，保持1个呼吸的时间。

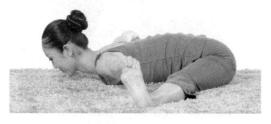

猴王式

注意事项　猴王式属于高阶段的瑜伽体式，练习此式不要急于求成，如果腿部肌肉延展性不够大或腿部膝盖弯曲，就容易使身体侧倾，不仅起不到拉伸效果，还会拉伤腿部内侧韧带。髋部、腿部需要经过一段时间的锻炼拉伸后，才可完成此体式。

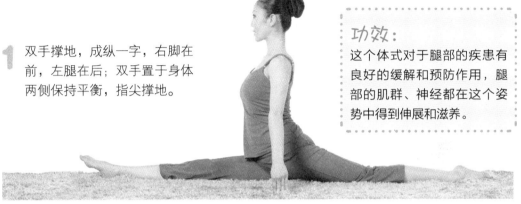

1　双手撑地，成纵一字，右脚在前，左腿在后；双手置于身体两侧保持平衡，指尖撑地。

功效：
这个体式对于腿部的疾患有良好的缓解和预防作用，腿部的肌群、神经都在这个姿势中得到伸展和滋养。

2　保持姿势，将双手在胸前合十，吸气，骨盆下压。

3　吸气，将合十的双臂向上推送，吸气时，将双臂贴近耳后，指尖尽量向上伸展，保持1个呼吸的时间。

4　呼气，向前推动髋部，身体向后侧弯曲，双臂向后伸展至极限，保持1个呼吸的时间。吸气时恢复到开始的姿势，换腿练习。

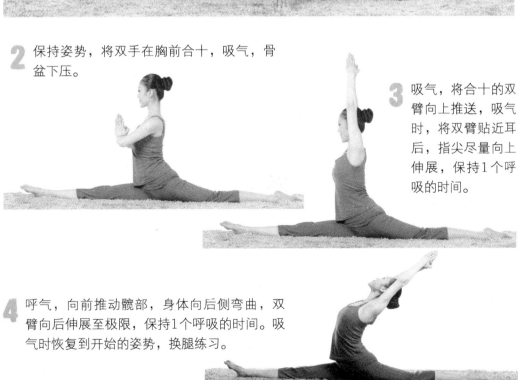

仰卧扭转放松式

注意事项 练习此式时容易出现的错误是肩膀跟随下压的腿抬起，使脊椎也随之抬起。若继续这样的练习会损坏练习者的关节。对于抓不到脚踝的初学者和身体僵硬者，建议使用带子练习。

1 平躺于垫子上，双腿并拢伸直，双手轻放在体侧，掌心朝下。吸气，屈左膝，注意臀部和其他部分不要离地。

2 吸气，抬高右腿，左手握住右脚脚踝，注意保持伸直不要弯曲，肩部下压放平不要离地，呼气。

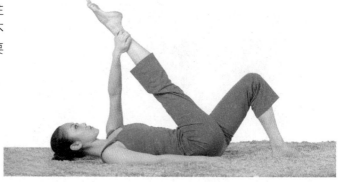

功效：
练习此式可以强化脚腕关节的灵活性，让膝关节柔软有弹性；强化大腿后侧韧带，减去腿部多余赘肉，纤细美化双腿；灵活髋部，按摩到体侧的胆经，疏通经络；使脊椎得到放松伸展。

3 吸气，左膝向下，左腿贴地，右手抓住左脚脚趾；呼气时，身体向左侧扭转，头倒向右边，右耳贴地，保持5～8个呼吸的时间。吸气时恢复卧姿，换边练习。

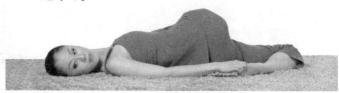

仰卧单腿伸展式

注意事项 练习此式时，注意力应集中在腿部的伸拉上。一定要保持膝盖伸直不要弯曲，也不要将腿部往偏离身体的方向拉伸。腿部弯曲不仅易造成包括颈部、臂部、腰部、臀部肌肉的全身紧张，还容易拉伤肌肉，磨损关节。

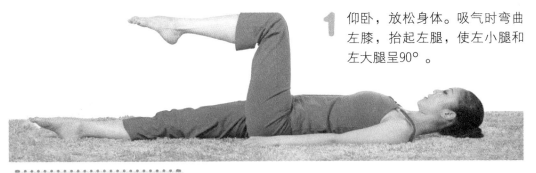

1 仰卧，放松身体。吸气时弯曲左膝，抬起左腿，使左小腿和左大腿呈90°。

功效：
此体式可以在练习其他体式前练习，有良好的热身效果，可以活动身体各个部位，打开关节，以免在后面的练习中造成关节损伤和肌肉拉伤；增强腹部的承受力，使腹部力量得到加强。

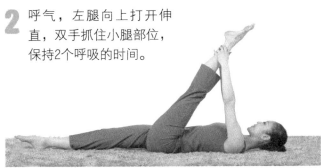

2 呼气，左腿向上打开伸直，双手抓住小腿部位，保持2个呼吸的时间。

3 再次呼气时，双手拉动左腿尽量贴近身体；双腿保持绷直，停留3～5个呼吸的时间。

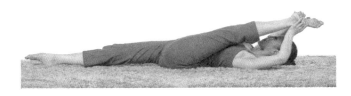

4 吸气时放下左腿，调息片刻，换右腿练习。

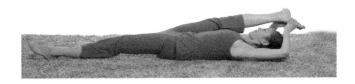

半莲花伸展式

注意事项 练习此式时，脊椎要紧贴地面，不要左右扭曲或者前后弯曲，这是整个过程中最重要的一点。练习时，感受到腿部后侧的伸拉和盆腔的打开即可，不可超过自身的身体极限。

1 平躺于垫子上，身体放松，吸气，屈右膝。

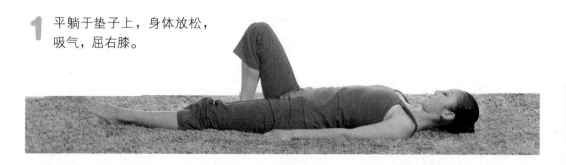

2 弯左膝，双手帮助左腿将左脚脚背放在右大腿根部，形成半莲花。

3 吸气，伸直右腿，呼气，双手抓住右小腿，使右腿尽量靠近腹部。

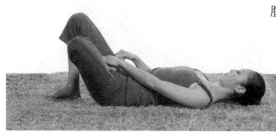

4 吸气，双手上移抓住右腿脚踝处，打开双肩，向下用力，帮助右大腿贴近腹部。保持5～8个呼吸的时间后，轻轻放回双腿，换边练习。

功效：
练习此体式，能强化脚腕关节的灵活性，使膝关节柔软有弹性；强化大腿后侧韧带，拉伸腿部肌肉，修长腿部线条；使脊椎得到放松伸展，滋养背部。

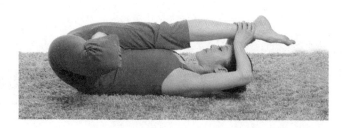

侧躯单腿伸展式

注意事项 练习此式时，要始终保持膝盖伸直，否则会使全身的各个部位都失去正位；而抬起向身体下压的大腿变成前拉的姿势，不仅会使侧腰的肌肉得不到锻炼，还会使脊柱弯曲变形。

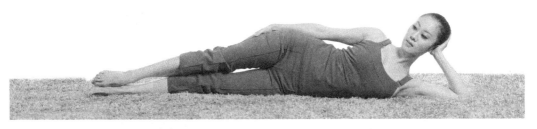

1 从侧卧姿势开始，自然呼吸。吸气，左手弯曲撑地，手掌拖住头部，撑在左耳处；右手放在右大腿上，身体从侧面看，在一条直线上。

2 呼气，右腿弯曲，右手去抓右脚脚跟，身体保持平衡，不要前后摇晃。

功效：
这个体式可以伸展腿部的韧带和肌肉，美化腿部线条；同时还能平衡自律神经；充分伸展背部、髋部肌肉以及双腿后部肌群，有助于减掉腰腹部脂肪，促进消化吸收，保持轻盈体态。

3 吸气，向上拉近右腿，使右腿尽力贴近体侧，保持5～8个呼吸的时间，感受右腿斜侧的伸拉，双肩打开，腰背伸直。

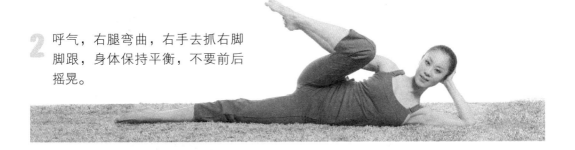

后抬腿式

注意事项 练习这个体式时，要使双腿、左右骨盘、双肩与身体保持在同一个切面上，不要翻转、耸起，否则影响动作的正确进行。长期错误的动作练习还易引起脊椎侧弯等不良体态。

1 俯卧，上半身抬起，两肘弯曲，前臂相叠，撑于胸口下。

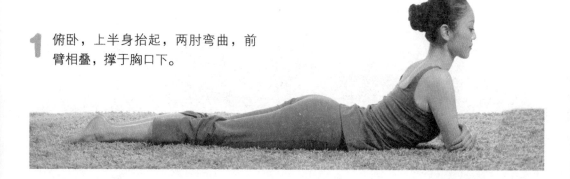

2 吸气，左腿弯曲向上，身体的其他部位保持不变，尤其是骨盆不要高低不平。

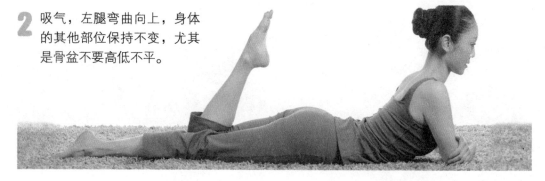

3 呼气，右腿向上伸直，左脚抵住右膝，保持3个呼吸的时间。吸气时恢复到俯卧姿，换腿练习。

功效：
强化锻炼臀部及大腿后侧肌群肌力，可使大腿与臀部肌肉更结实，改善"梨形"身材；紧实臀部肌肉，减掉臀部多余脂肪，塑造弹性十足的翘臀；拉伸腿部整体线条，塑造纤细修长的美腿。

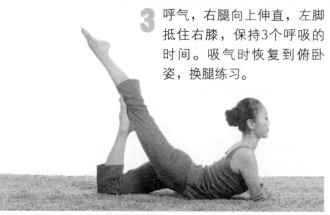

PART 9 丰胸瑜伽

平胸的女生除了要加强饮食，还可以通过运动、按摩等物理方法来丰胸。瑜伽不仅能锻炼全身，还能有效锻炼局部。下面教大家几个简单的丰胸瑜伽体位法，既能有效丰胸，又能保护乳房，使胸部更加坚挺，一解"太平"的烦恼。

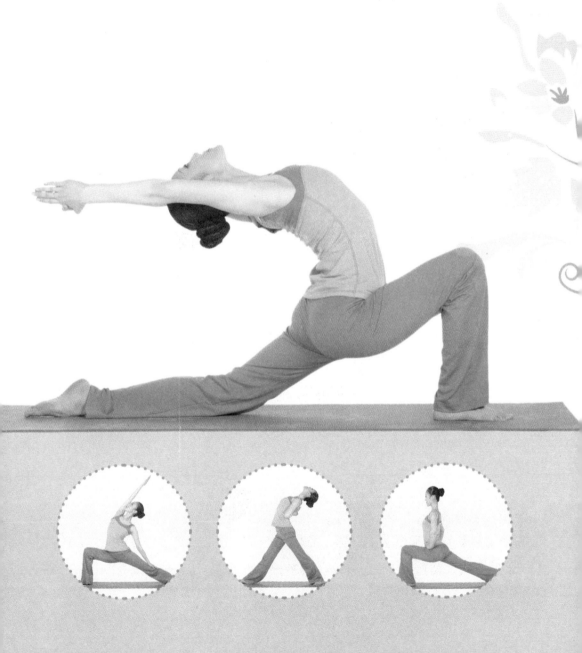

球式战士一式

注意事项 这个动作能很好地锻炼腰部、背部。但高血压、心脏病患者及颈部受伤者不适宜练这个体式。

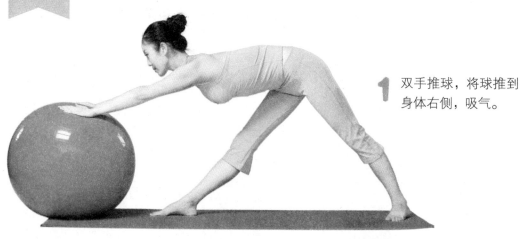

1 双手推球，将球推到身体右侧，吸气。

2 右脚前迈，呈步状。左腿伸直。头向后仰。

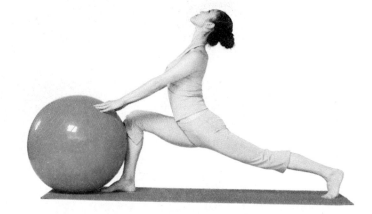

3 左大腿向后挺起，右髋上提。双手压球，背部向下压。

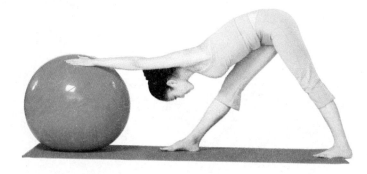

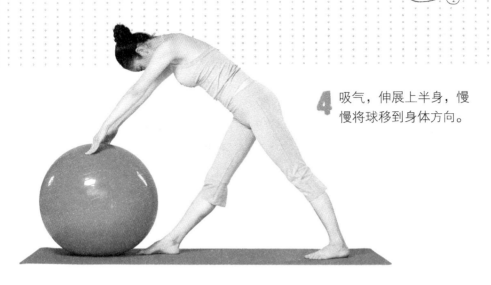

4 吸气，伸展上半身，慢慢将球移到身体方向。

5 面对球，双脚呈一直线，双手撑球，眼睛直视前方，保持1个呼吸的时间。

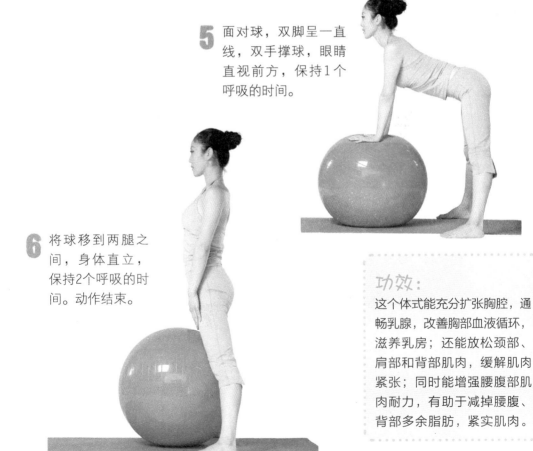

6 将球移到两腿之间，身体直立，保持2个呼吸的时间。动作结束。

功效：
这个体式能充分扩张胸腔，通畅乳腺，改善胸部血液循环，滋养乳房；还能放松颈部、肩部和背部肌肉，缓解肌肉紧张；同时能增强腰腹部肌肉耐力，有助于减掉腰腹、背部多余脂肪，紧实肌肉。

球式战士二式①

注意事项 这是一组运动量较大的练习，心脏病、高血压患者同样不能练习此式。练习时还要专注，注意稳定重心，注意个人的极限，不要勉强自己的身体。

功效：
刺激胸部腺体，提高胸大肌的张力和弹性；有助于减掉腰部脂肪，使腰部更灵活、有力；使腿部肌肉更加匀称，增强腿部和背部肌肉弹性；强壮两臂，增强平衡感。

1 坐在球上，右腿弓步。

2 吸气，双手平举，眼睛看右前方指尖。

3 呼气，身体向右侧下压，右手向上伸展，延伸身体的左侧肌肉。

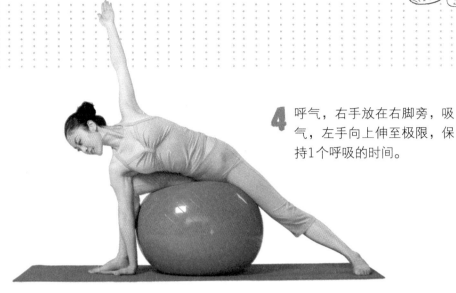

4 呼气，右手放在右脚旁，吸气，左手向上伸至极限，保持1个呼吸的时间。

5 仰头，呼气，左手慢慢向后压，拉伸肩膀。

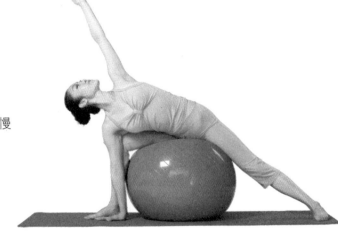

6 吸气时回到开始的动作，换脚、换方向练习。

球式战士二式②

注意事项 该式动作重点在腿部动作定位后，注意力要集中在向两侧伸展的手臂上，可以想象有人在拽着手臂，舒展身体。

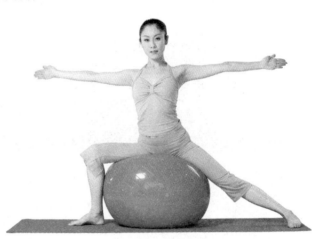

1 双腿呈弓步跨坐瑜伽球上，吸气，双臂打开，与肩齐平。

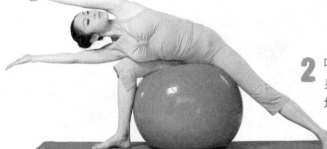

2 呼气，左臂上举靠近左耳，上半身向右屈，右臂下移，掌心撑地，保持2个呼吸的时间。

功效：
锻炼胸肌，预防乳房下垂；拉伸上半身两侧肌肉，强健和柔韧脊柱；紧实大腿内侧肌肉，有助于调整腿形。

3 再次呼气时，上半身尽量贴住右大腿，右臂抬起，靠近右耳，与右臂平行，身体向右方伸展。

球式战士二式③

注意事项 瑜伽的初学者练习战士二式时上面的肩膀总是会向下倾斜，这样不利于身体两侧肌肉的伸展，不过可以借助瑜伽球来做好这个姿势。

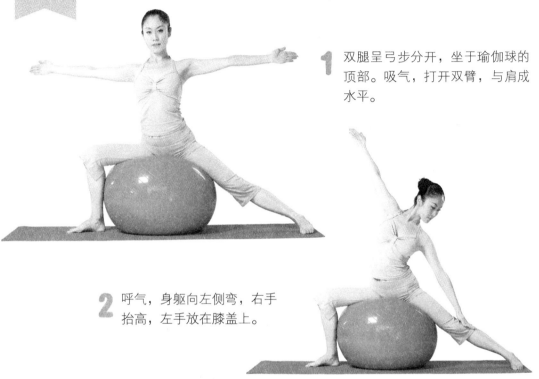

1 双腿呈弓步分开，坐于瑜伽球的顶部。吸气，打开双臂，与肩成水平。

2 呼气，身躯向左侧弯，右手抬高，左手放在膝盖上。

功效：
伸展半身两侧肌肉，强健和柔韧脊柱；锻炼胸肌，预防乳房下垂；紧实大腿内侧肌肉，调整腿形。

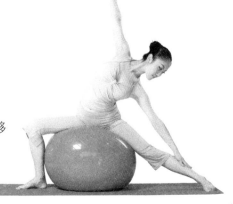

3 吸气，向左下方压腰，左手移至小腿处，保持姿势15秒。

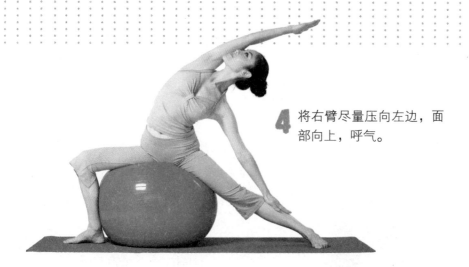

4 将右臂尽量压向左边，面部向上，呼气。

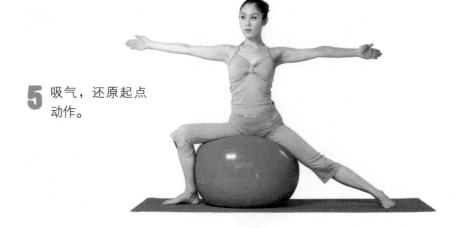

5 吸气，还原起点动作。

6 放松双臂，缓慢呼吸。换脚重复再做。左右各重复2~3遍。

跪姿推球呼吸式

注意事项 练习过程中要放松自然，动作宜缓慢，避免过度拉伸引发的头晕、呕吐等不适。

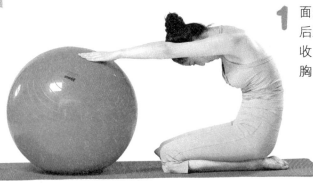

1 面对着球跪地，臀部坐在脚后跟上，把球向前推，呼气收腹，背部向后拱起，含胸，下巴往胸前靠。

功效：
通过挤压、扩张胸部的动作，促进胸部的血液循环，从而刺激乳腺的发育，达到丰胸的目的。

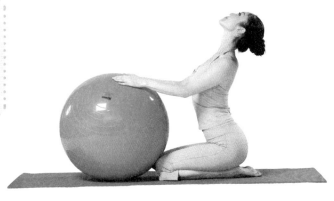

2 吸气，背部向前挺，扩胸，下巴抬高。重复此动作10次。

3 吸气时下巴收回，背部恢复原有曲线，静坐2个呼吸的时间。

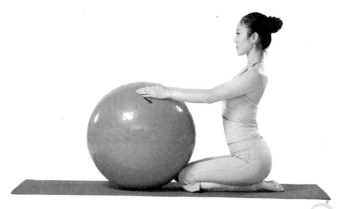

坐球双角式

注意事项 保持双腿伸直，放松背部的肌肉，不要闭气，以腹式呼吸进行练习。

1 坐在瑜伽球上，双腿并拢。身体向前倾，背部平行于地面，双手打开，与肩部平行。

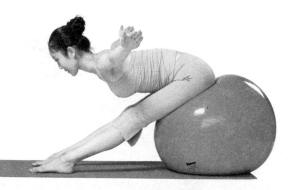

2 吸气，平抬双手，腰背挺直，呼气。

3 体前屈，双手十指相交于体后，双腿伸直，固定不动。

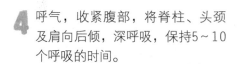

4 呼气，收紧腹部，将脊柱、头颈及肩向后倾，深呼吸，保持5~10个呼吸的时间。

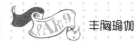

功效：

伸展背部、肩关节、大腿方肌群；扩展胸肌，有助于预防胸部下垂、乳腺增生；促进血液循环，有助于缓解身心疲劳；令双腿变得更柔软、更具弹性。

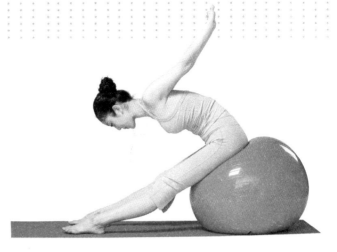

5 呼气，体前屈，慢慢将手臂向头的方向伸展。

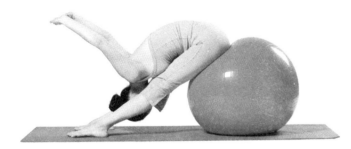

6 呼气时向前弯腰，腹部贴近大腿，额头靠近小腿，保持3~5个呼吸的时间。

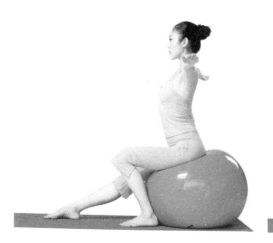

7 吸气，平抬双手，腰背挺直，呼气。收左脚，稳定重心。

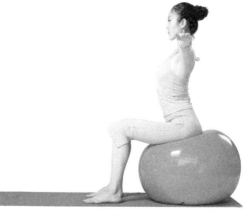

8 收右脚。完成后吸气，还原起点动作。反复练习3~5次。

侧前伸展式

注意事项 练习这个体式时，肘部后曲，肩胛骨内收，才能充分打开胸部，发挥该体位的最大效果。

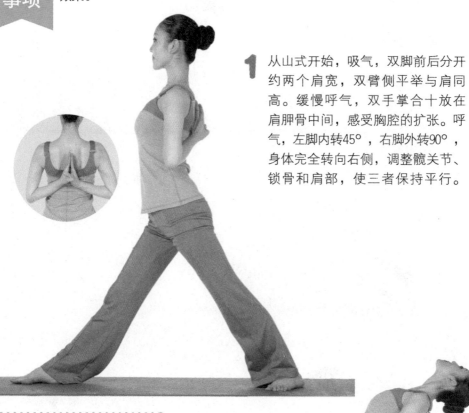

1 从山式开始，吸气，双脚前后分开约两个肩宽，双臂侧平举与肩同高。缓慢呼气，双手掌合十放在肩胛骨中间，感受胸腔的扩张。呼气，左脚内转45°，右脚外转90°，身体完全转向右侧，调整髋关节、锁骨和肩部，使三者保持平行。

功效：
扩张胸腔，刺激乳腺，促进乳房发育；改善骨盆和髋部的协调性、对称性和平衡性，同时能加强腿部肌肉的力量。同时，还可以促进循环系统，使呼吸加深；纠正不良姿势，特别对驼背有较好效果。

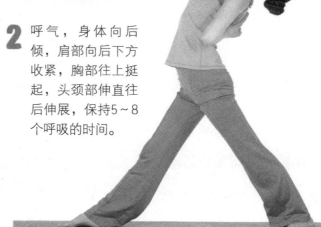

2 呼气，身体向后倾，肩部向后下方收紧，胸部往上挺起，头颈部伸直往后伸展，保持5～8个呼吸的时间。

战士一式

注意事项 此体式需要双腿有良好的耐力，练习时，腿部会有微微酸胀的感觉，双腿间的距离以前腿的大小腿呈90°为最佳，调整好之后就不要过多频繁移动双脚。

1 脚掌平行以正位站立，手臂自然垂落于体侧。脊椎往上延伸、拉高，腰背挺直，肩放平，胸腔微微打开，收紧上下臂。

2 吸气，右脚向前迈出一大步，脚尖朝前，左脚跟稍向外旋转，稳定住身体。

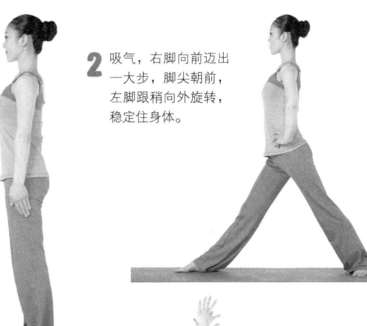

3 呼气，右腿膝盖弯曲呈90°；吸气，双臂向上伸直，十指打开，保持3～5个呼吸的时间。

功效：
扩张胸部，紧实乳房，延缓衰老；增强足弓、脚腕、膝部和大腿的力量，增强身体肌肉的耐力，增强意志力；舒缓髋部和肩部，扩张胸腔；改善消化系统和循环系统的功能；缓解坐骨神经痛。

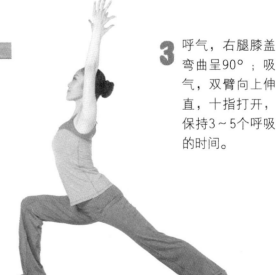

战士二式

注意事项 双脚分开的距离取决于个人的灵活性与力量，以及腿的长度和耐力，不要勉强自己。心脏病、高血压患者，不宜练此式。

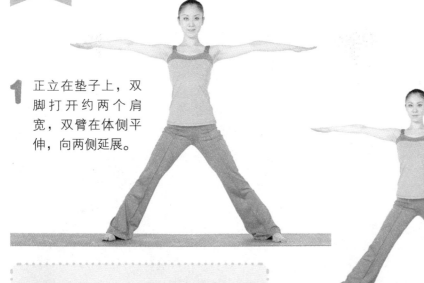

1 正立在垫子上，双脚打开约两个肩宽，双臂在体侧平伸，向两侧延展。

功效：
锻炼肩部的稳定性，肩部的稳定和平衡，能使你的胸部看上去更加挺拔；增强足弓、脚腕、膝部和大腿的力量，增强肌肉的耐力。

2 右脚跟往右转动90°，左脚稍向内转，身体保持面向前方。

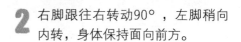

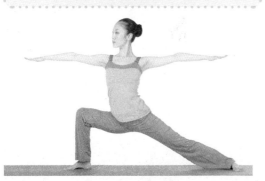

3 呼气，弯曲右膝，头部转向右侧，眼睛看向右手指尖的方向。

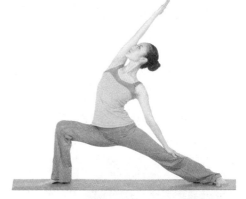

4 吸气，右臂上举，左臂下垂置于左腿上；呼气时上身向左倾，保持3个呼吸的时间。还原，换边练习。

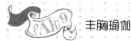

战士三式

注意事项 练习此式一定要小心，要在自身承受范围内练习。最好是先学会做战士一式再做此姿势，刚开始练习时，可以靠墙近距离练习。

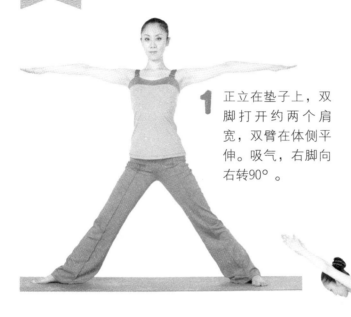

1 正立在垫子上，双脚打开约两个肩宽，双臂在体侧平伸。吸气，右脚向右转90°。

功效：
强化双脚、脚腕、小腿、膝部和大腿的力量，增强肌肉耐力，同时也修饰了身体各个部位的线条，使身体更匀称、纤长；按摩胸腔器官，促进乳腺发育，增加乳房的柔韧性。

2 吸气，双臂上举抬高，掌心相对；呼气，弯曲右腿，身体转向右侧，缓慢前倾。左脚伸直，脚尖点地，脚跟微微上抬，保持2～3个呼吸的时间。

3 吸气，将身体重量转移到右脚脚掌上；呼气，伸直右膝，抬高左腿，双臂朝体前延伸，停留约5～8个呼吸的时间。恢复站姿，换腿重复练习。

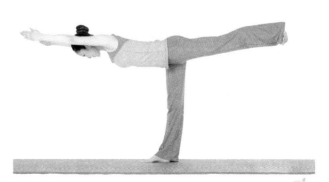

新月式

**注意
事项** 保持姿势时，身体要保持平衡，后侧脚背的前端要用力下压。高血压、心脏病患者可以用简易新月式代替这个姿势。

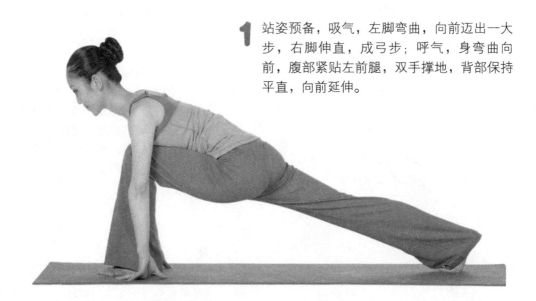

1 站姿预备，吸气，左脚弯曲，向前迈出一大步，右脚伸直，成弓步；呼气，身弯曲向前，腹部紧贴左前腿，双手撑地，背部保持平直，向前延伸。

2 吸气，上身伸直，双手置于髋部，帮助髋部保持水平，保持2~3个呼吸的时间。

功效：
强化双脚、脚腕、小腿、膝部和大腿的力量，提高身体的平衡控制能力；舒展髋部和肩部，纠正各种不良体态；强健背部、胸部肌肉，塑造丰满、曲线分明的胸部。

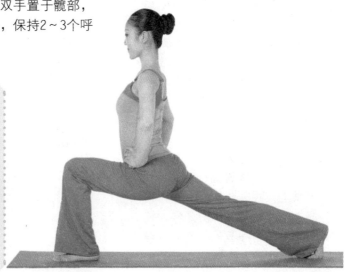

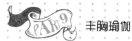

简易式：

初学者或者腿部力量不够的
练习者可以从简易式开始锻
炼腿部的力量。具体做法是
后腿膝盖不要下沉，朝后伸
直，手臂十指交叉向后延
展，拉长脊椎。

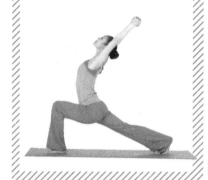

3 吸气，双臂上举过
头顶，贴近双耳，
扩张肩部和胸部，
手臂伸直带动身体
向上继续延伸脊
柱，自然呼吸。

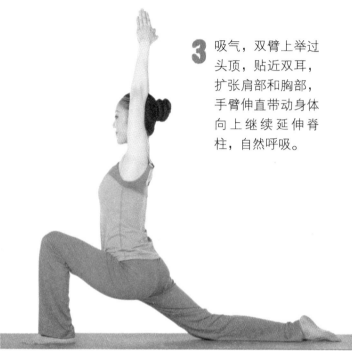

4 呼气，上身往后仰，髋部、腿部保
持不动，体会脊椎后侧的挤压感，
胸部和肩部得到完全地扩张伸展，
保持5～8个呼吸的时间。双手带动
上身缓慢回复，调整呼吸后，换腿
练习。

桥式

1 仰卧在垫子上，注意腰背部、臀部紧贴地面，不要左右扭动。眼睛看向天空，脚尖绷直。

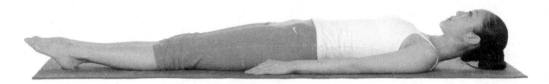

2 双腿屈膝，脚跟放在靠近臀部的位置，双脚平行，打开与肩同宽。伸展体侧，肩部触地，肩胛骨收拢，坐骨触地，使下背部保持自然状态。

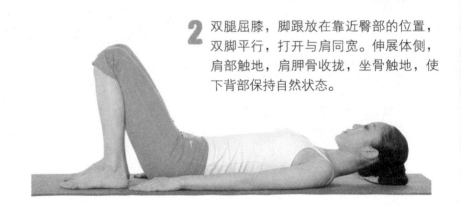

功效：
舒展胸部，刺激胸腺，使胸部丰满起来；提高脊柱和肩部的柔韧性，缓解肩痛；刺激神经系统，增强甲状腺和甲状旁腺的功能；锻炼背部、臀部和前大腿肌、腹部核心肌群，优化肌肉曲线；按摩腹腔器官，改善子宫下垂。

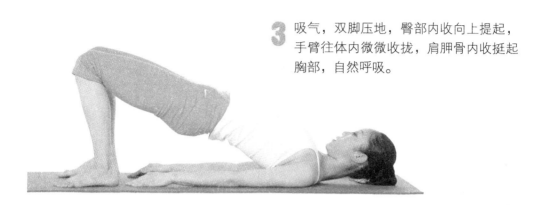

3 吸气，双脚压地，臀部内收向上提起，手臂往体内微微收拢，肩胛骨内收挺起胸部，自然呼吸。

4 呼气时，双手交叉相握，手臂用力下压，进一步抬高臀部、胸部，保持5~8个呼吸的时间后。呼气，缓慢放下臀部、放平身体，躺在垫子上休息。

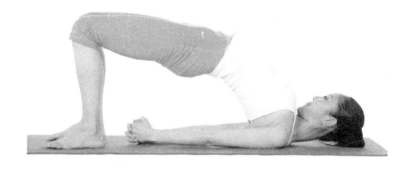

简易式：

若感觉腰背力量不足，可以用双手托住臀部，向内收紧肩胛骨和手肘，帮助胸腹向上抬起。不过上身的重量不要落在手肘上，注意力要集中在腰背部，大腿尽力与地面平行。

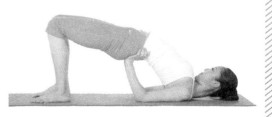

上犬式

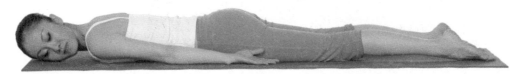

注意事项　练习这个体式时，容易出现的错误是没有正确弯曲脊椎、肩部上耸、双腿分开。这样的错误姿势使上半身的重量都落在了双手手掌上，腰部下塌，尾骨和大腿内侧都没有有效向内收起，容易引起肩部肌肉紧张。

1 俯卧在垫子上，侧脸着地，双手臂放在体侧，掌心朝上，双腿并拢伸直。

2 屈臂，掌心贴于地，抬头，目视前方，吸气，肩部抬离地面，肘部向外打开，肩胛骨向后收拢。

功效：
扩张胸腔，锻炼胸部肌肉，有效提升胸部，令胸部线条更坚挺；改善体形，矫正含胸、驼背、高低肩等不良体态；拉伸脊柱，打开腹腔，促进消化系统和淋巴系统的功能。

3 呼气，双臂伸直，上身进一步抬起，整个上半身抬离地面，腰腹收紧。

4 再次呼气时，身体向后弯曲，充分伸展上半身，头部后仰，伸长颈部，保持5～8个呼吸的时间。吸气时慢慢还原到俯卧姿势，反复练习3～5次。

扩胸运动

注意事项 练习这个体式时，肩部、颈部要保持正位，不要出现驼背、头颈部前倾的情况，否则容易使练习者形成耸肩驼背的不良体态。

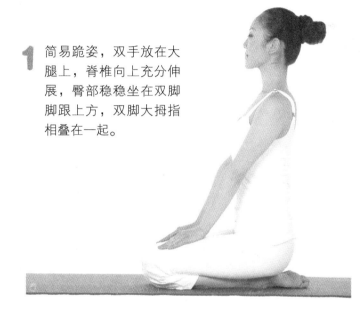

1 简易跪姿，双手放在大腿上，脊椎向上充分伸展，臀部稳稳坐在双脚脚跟上方，双脚大拇指相叠在一起。

功效：
锻炼胸肌，促进乳房的发育，增加乳房弹性，使它自然地坚挺；可以有效扩张肩部，灵活肩颈部关节，增强身体的灵活性；扩张胸部，拉伸脊椎，矫正不良体态；对鼻塞等症状有一定的缓解作用。

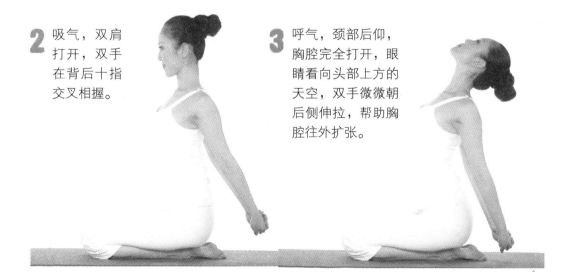

2 吸气，双肩打开，双手在背后十指交叉相握。

3 呼气，颈部后仰，胸腔完全打开，眼睛看向头部上方的天空，双手微微朝后侧伸拉，帮助胸腔往外扩张。

莲花式

如果感觉双腿盘坐有难度，可采取半莲花坐的体式，只将一条腿搁置在另一条大腿上方。练习时，应有意识地挺直背部，肩膀放松放平，肩部上耸容易形成驼背含胸的不良体态。

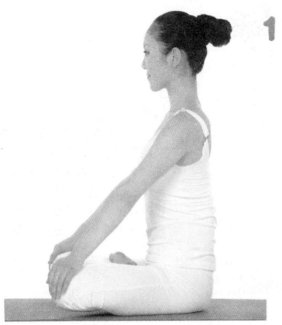

1 以莲花坐的姿势盘腿坐好，保持骨盆底的宽度，尾骨向下，放松呼吸。

功效：

练习此式，能有效促进胸部、背部等部位的血液循环，营养乳房；加强髋部和盆骨区域的灵活性；锻炼腹部肌肉，矫正驼背等不良体态；帮助集中注意力、镇定精神，还能通过呼吸为身体清除体内垃圾。

2 呼气，双手撑于体后，脊柱向后向上伸直。进一步打开双肩，上身微微后仰，感觉新鲜的血液在体内流转，保持3个呼吸的时间。吸气时恢复到坐姿，反复练习5~8次。

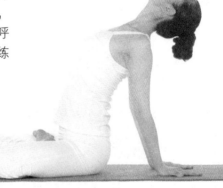

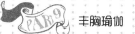
俯卧抬膝式

注意事项 刚开始练习时，可以让动作的幅度小一点，不要强拉颈部或腿部，把注意力集中在腰椎上，想象自己的头部和脚尖处有一个力量带动身体向上延展。

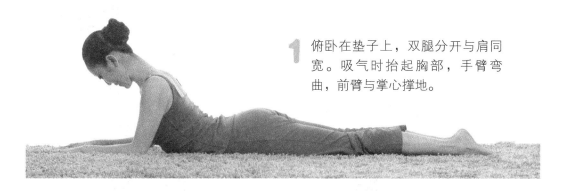

1 俯卧在垫子上，双腿分开与肩同宽。吸气时抬起胸部，手臂弯曲，前臂与掌心撑地。

2 吸气，弯曲双膝，小腿上抬，脚尖绷直，头微微上抬，眼睛直视前方。

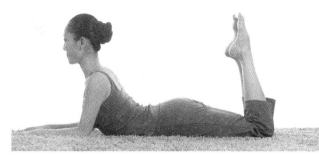

功效：
扩展胸腔，刺激胸腺，促进胸部周围血液循环，使胸部丰满莹润、立挺坚实；伸展腰、背部的肌群，增加脊椎柔软度；按摩腹部，促进消化和排泄，改善月经不调或子宫、卵巢等病症。

3 呼气，收紧腰腹，头部后仰，胸向上抬，大腿弯曲往上抬伸展，保持2个呼吸的时间。

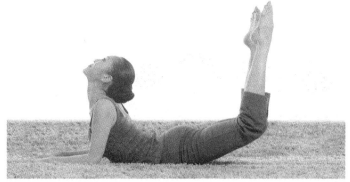

榻式

注意
事项 练习此式时，上身的重量不要全部落在手掌上，而是应该以胸部向上、向前的力量去带动身体的向上延伸。如果用力部位不正确不仅会使上身抬起变得困难，而且容易拉伤腰腹部肌肉。

功效：
反方向伸展脊椎，减小脊椎压力，强化脊椎周围肌群力量；打开胸腔，能锻炼胸肌，使胸部变得更挺拔；有效拉伸手臂、腰腹等部位，促进脂肪燃烧。

1 以英雄式跪坐在垫子上，双手放松，掌心贴于膝盖上，目视前方。

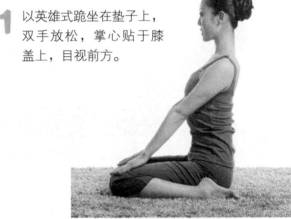

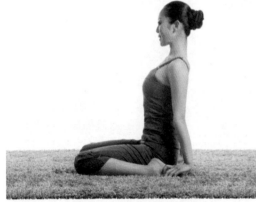

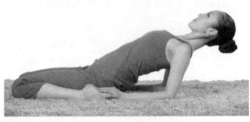

2 吸气，双手向后移动，抓住脚掌；肩部微微向后向下压，打开胸腔。

3 呼气，掌心抵住脚掌，身体慢慢向后仰，手肘撑地。

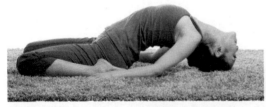

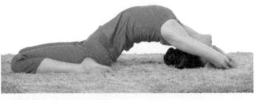

4 头部慢慢往后仰，以头顶百会穴着地，背部向后弯曲呈弓形，保持2个呼吸的时间。

5 呼气，前臂交叉相叠向后打开，放于头后，将胸腔进一步向上顶起至极限，保持2~3个呼吸的时间。

骆驼式

注意事项 骆驼式体式要求练习者的脊椎有较好的韧性，能向后弯曲一定的幅度，身体从正面看一定要在正位，不能左右不平。如果身体扭曲，就可能过度挤压腰部、颈部的脊椎，伤害身体健康。

1 跪在垫子上，腰背挺直，臀部坐于脚跟上。

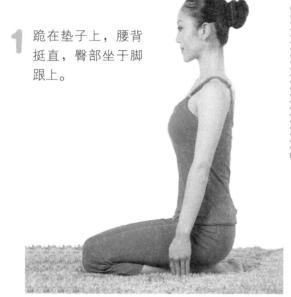

功效：
促进胸部血液循环，使胸部丰满莹润、立挺坚实；改善背部线条，舒缓背痛及肩痛；扩展胸部，改善呼吸系统疾病；促进整体血液循环，改善经期不适；拉伸腿部前侧肌肉，美化并修饰腿部线条。

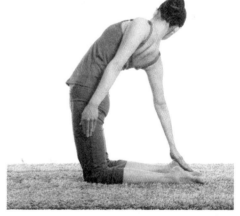

2 吸气，双膝微微打开，上身立起，用右手去抓右脚掌，左手去抓左脚掌。注意保持身体平衡。

3 呼气时，双手撑住脚跟，胸部向上延伸，髋部朝前推，身体慢慢向后仰；头部放松，自然下垂，不要下吊，也不要紧绷，保持3~5个呼吸的时间。

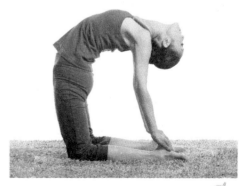

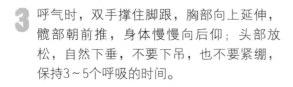

跪姿背部舒展

注意事项 练习此式时，要有身体控制力，头部一定要头顶着地，不要前后滚动，否则极易引起颈椎拉伤。

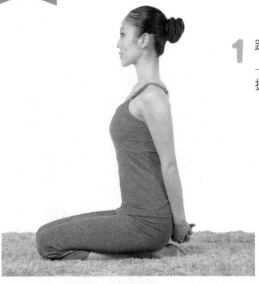

1 跪坐在垫子上，臀部放在两脚的脚跟上，脚背紧贴地面。双手在背后交叉握拳，眼睛直视前方，调整呼吸。

功效：
预防乳房下垂，有扩胸、丰胸的作用；缓解肩背的酸胀感，矫正双肩不平、含胸等不良体态；促进面部血液循环，细致面部肌肤。

2 吸气时身体有控制地缓慢前倾，额头贴地。

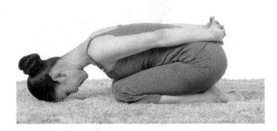

3 呼气，头部顶地，将臀部抬起，手臂向上伸直，保持2个呼吸的时间。

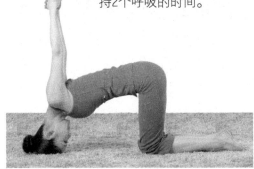

4 吸气时，脊椎一节一节放松，将重量放在大腿上，手臂放下，手背贴地，头部微微左转，侧脸贴地，深呼吸。休息片刻，再重复练习3~5次。

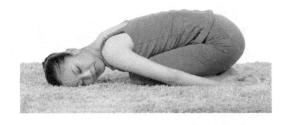

蝗虫式

注意事项 身体抬起时必须收紧臀部和大腿肌肉，否则容易使下背受伤。怀孕或背部受伤时不宜练习此式。另外，身体抬起时胸部和双手没有一同提起、手臂屈曲、背无力、一条腿高一条腿低、屏息、屈膝等都是练习此式时常犯的错误，固练习时要尽量避免。

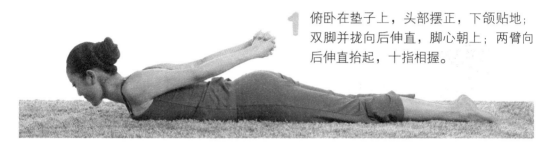

1 俯卧在垫子上，头部摆正，下颌贴地；双脚并拢向后伸直，脚心朝上；两臂向后伸直抬起，十指相握。

功效：
使胸部、肩部、腹部和双脚都能有效地得到伸展，从而达到丰胸、美肩、收腹、纤腿等美体功效；有力伸展脊椎，增加其柔韧度；锻炼腹部肌肉，调理消化系统；紧实臀部肌肉，塑造圆润挺翘的臀部线条。

2 吸气，尾骨内收，慢慢抬起上半身，胸口离地；双肩向外打开，双臂伸直。

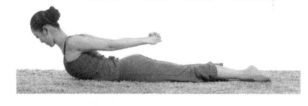

3 呼气，头部向后仰，胸部、双脚同时向上提起，保持1个呼吸的时间。

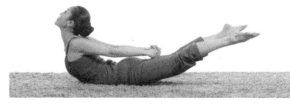

4 再次呼气时，双手打开，两臂对称伸直，掌心朝下，指尖指向正后方，进一步延伸手脚和脊椎，保持2个呼吸的时间。

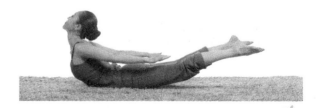

在家就能做的简易瘦身瑜伽

弓式

注意事项　停留时，尽量保持好呼吸，可视自身条件慢慢加大上抬的程度。如果胸口没有离地，双脚没有尽力向上抬起，表现出两端下垂的姿态，就如同一张松弛的弓，完全发挥不了弓式应有的功效。

1 俯卧在垫子上，双腿向后伸直，脚心朝上；双手放于体侧，掌心朝上，深呼吸。

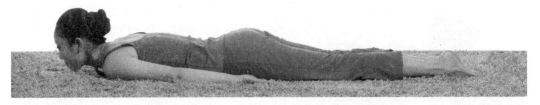

2 吸气，双腿向后弯曲抬起，手臂向后抬起，双手抓住两脚踝。

3 呼气，双手抓住两腿向上抬起，头部随之抬起，使身体两端同时向上延伸，保持2个呼吸的时间。

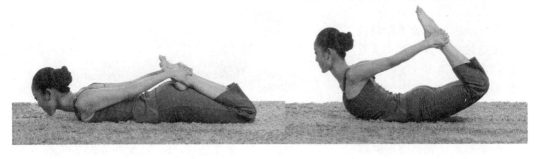

功效：
反向伸展背部肌肉，可缓解伏案工作者过度劳累所产生的疼痛和疲劳；强壮腹部肌肉，防止乳房下垂；放松肩部肌肉，同时强壮手、腿、颈部肌肉；刺激肾上腺、甲状腺、脑下垂体及性腺等分泌腺，促进分泌的正常进行。

4 再次呼气时，双手抓住两腿再次向上伸展，胸腔离地，保持1个呼吸的时间。吸气时回到卧姿，反复练习3～5次。

弓式变形

注意事项 进行弓式的系列练习时，一定要保持好重心，使身体两侧保持向上伸展的姿势，千万不能单独伸展腿部或身体前侧，使身体向前或向后弯曲，造成脊椎单侧压力过大。

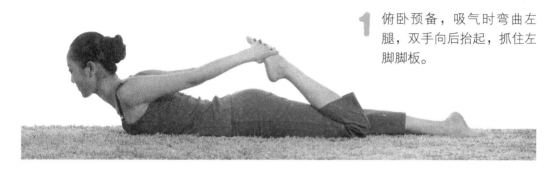

1 俯卧预备，吸气时弯曲左腿，双手向后抬起，抓住左脚脚板。

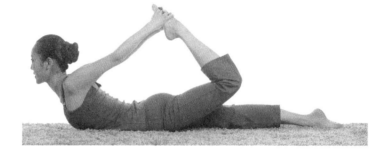

2 呼气，胸口抬起，双手抓住左脚向上延伸，保持2个呼吸的时间。

功效：
扩充胸腔，促进氧气的吸入，改善血液循环，从而滋养乳房，预防下垂；强化背部肌肉力量，增加对脊椎的支撑，矫正含胸、驼背等不良体态；按摩腹腔、盆腔内器官，促进新陈代谢，有益于肠胃蠕动。

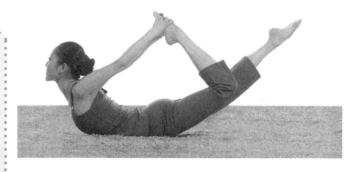

3 再次呼气时，头部向后抬起，双手抓住左脚尽量向上延伸，使身体形成一个弓形，保持1个呼吸的时间。吸气时恢复到基础卧姿，换边进行练习。

菱形按压式

注意事项

感觉腰椎压力大时，可以将双腿分开，以减轻背部的不适。此体式会给脊椎、腹部带来挤压感，练习者如果有脊椎方面的疾患，或是有胃肠溃疡等内脏溃疡疾病，不可以练习此体式。

1 俯卧，抬起上半身，打开两肩，挺胸，保持3~5个呼吸的时间，眼睛看向手部。

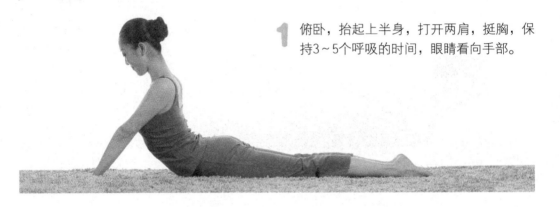

2 双腿微微分开，绷脚尖，屈双膝，脚尖朝背部靠近。肩膀打开，做胸式呼吸。

3 呼气，脚尖继续绷直，颈部伸直，头后仰，保持2个呼吸的时间。

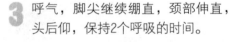
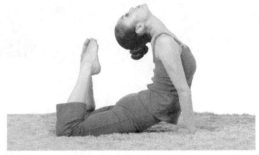

功效：

全面灵活脊柱，滋养神经，改善不良体态；按摩胸腔内脏，疏通胸部经络，补充气血，避免胸部下垂；改善呼吸系统疾病，缓解腹胀，对于便秘有辅助疗效；拉长颈部线条，收紧双下巴，美化面部肌肤。

4 吸气时弯曲双肘，将上半身慢慢放落地面，恢复卧姿，反复练习3~5次。

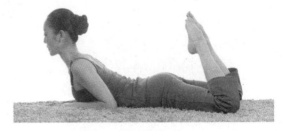

全面修身瑜伽

明明体重没有超标，单看胳膊和腿也不胖，但整体看上去总有微胖的感觉，这时你就需要全面修身了。下面介绍一组全面修身瑜伽，帮你快速减掉腋下、大腿内侧、手臂后侧、手腕、脚踝等死角部位的多余脂肪，全面修饰形体，塑造迷人曲线。

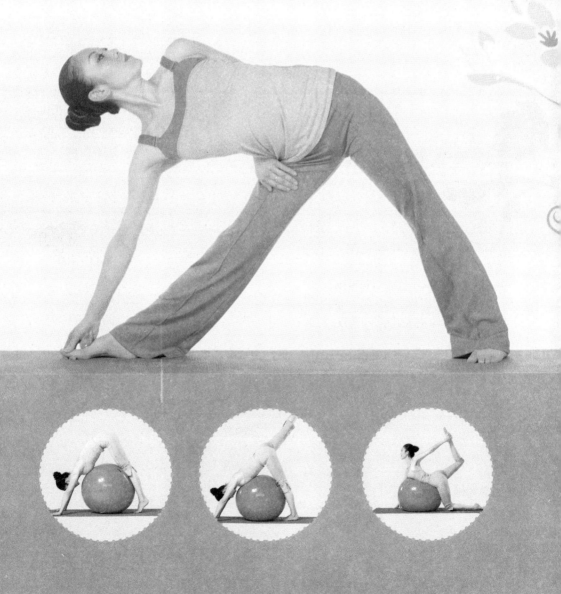

手杖坐

注意事项　练习此式时，身体在放松过程中要有意识地控制各个部位肌肉的活动，双腿紧压，将大腿前侧肌肉收紧，感觉腿部后侧肌肉被拉长、贴紧地面。

1 双腿伸直平坐在垫子上，双手放于体侧保持身体平衡。吸气，坐骨紧压地面，向头顶的方向伸展脊椎。轻轻地将手掌向下压，感觉肩部向下降。

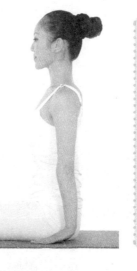

功效：
这个姿势是所有其他坐式的基础，它教会我们如何静坐。在练习这个体式时，细微的呼吸流经四肢，激活、锻炼身体的每一块肌肉，让这个姿势的练习充满活力。练习此式可以缓解身体、精神和情绪上的压力，并将封闭的能量释放出来，使身体充满力量，变得柔韧。

简易式：
如果感到膝盖窝拉伸得很厉害，或者背部僵硬、相关部位有外伤，可以坐在一块瑜伽砖或者厚实的垫子上来练习这个姿势，通过拉伸整个脊椎来保持背部的挺直。

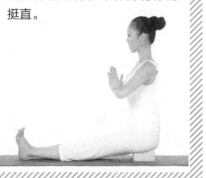

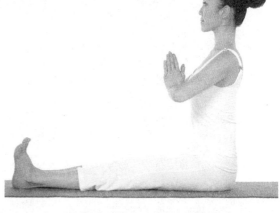

2 呼气，伸展背部，双手离开地面，在胸前合十。手肘放平，挺胸，拉长后颈部，打开锁骨，向上收腹，调整呼吸。

卧球下狗变形式

注意事项 此式不适合高血压、头痛患者练习。

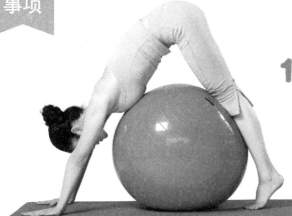

1 两手向下撑在地上，胸部和大腿靠在球边。呼气，脚尖踮地。

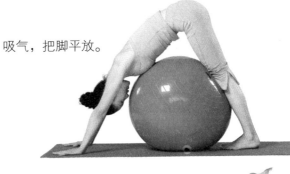

2 吸气，把脚平放。

功效：
伸展脊椎、腿部、脚跟，强化手臂、腿部和关节灵活度；紧实臀部肌肉，提升臀部；增强背部斜方肌的弹性和韧性，缓解肩胛部僵硬感，缓解肩关节炎；缓解头痛、失眠、背痛等症。

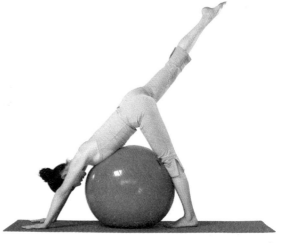

3 上身趴在球上，呼气时，将右腿抬至尽可能高的位置，绷直脚尖，伸展背部，保持1个呼吸的时间。吸气时慢慢放下右腿，恢复到开始的姿势，换另一侧进行练习。

卧球单腿蝗虫式

注意事项 身体提起时必须收紧臀部和大腿肌肉，否则容易令下背受伤。怀孕或背部受伤者，不要练习此式。

1 面对球跪地，双手扶球，将身体靠近球。

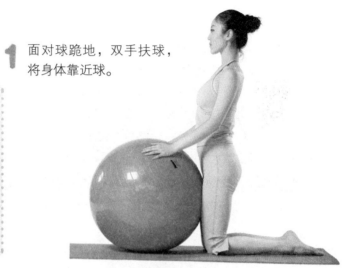

功效：
这个姿势可以柔韧脊椎，对眼睛、面部、肺部、胸部、颈部、肩部和上肢都有强健和滋补的作用；脊椎骨能得到有力的伸展，增加其柔韧度，使背部肌肉变得更强壮。

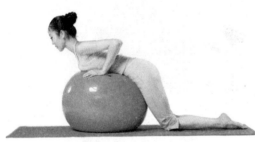

2 腹部紧贴在球上，双手先扶在球上。

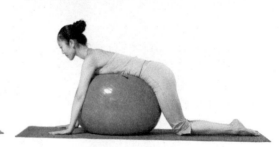

3 然后慢慢将双手扶地。

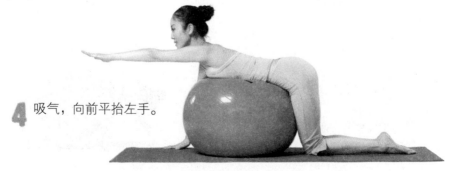

4 吸气，向前平抬左手。

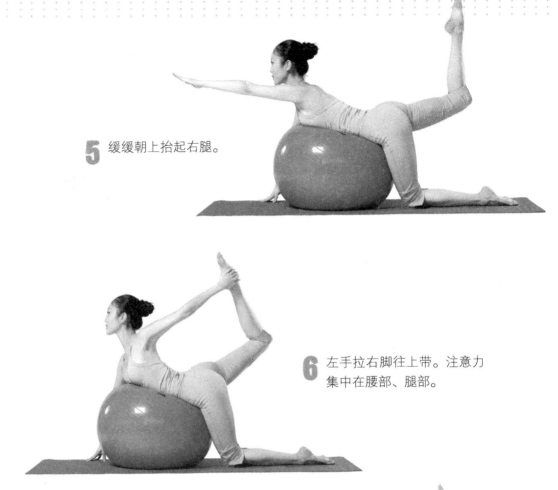

5 缓缓朝上抬起右腿。

6 左手拉右脚往上带。注意力
集中在腰部、腿部。

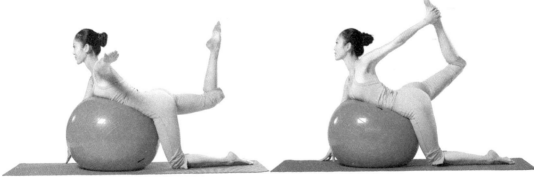

7 吸气还原手脚动作。

8 手脚归位，换边做相同练习。

舞者式

注意事项 练习此式过程中，一定要保持好身体的平衡。脚趾、张开，紧紧抓住地面，腿部膝盖平伸，以免摔倒。

1 山式站立。面朝前方，左腿往后弯起，左手抓住左脚内侧，帮助左脚跟接近臀部。

功效：
练习此式，可以锻炼身体整体的平衡性，缓解生理期不适；锻炼双臂的韧性，收紧双臂松弛的肌肉，使手臂线条更美；强化腿部肌肉和双脚的力量，修饰双腿。

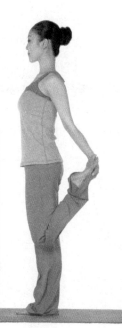

2 吸气，右臂向上伸直，用左手拉左脚，使左脚向后与右膝平行。

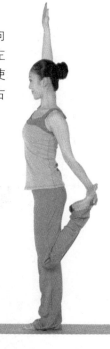

3 呼气，上半身慢慢向前倾，左腿向后伸，胸腔朝前打开。

4 再次呼气时，上半身继续向下弯曲，左腿尽量向上伸展，右臂向前伸直，保持5～8个呼吸的时间。收回身体，换边重复练习。

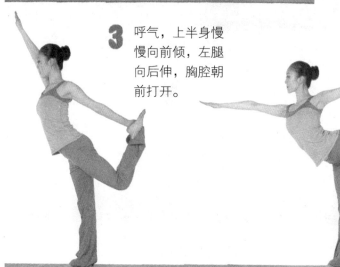

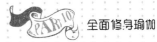

鸵鸟式

注意事项 整个练习过程中，一定要保持身体的平衡，脚掌稳稳地踩在地面上，以免前倾过度引起身体受伤。另外，上身前倾时，伸直的腿部会感到强烈的拉伸力，这个时候一定不能弯屈膝盖来减轻压力。

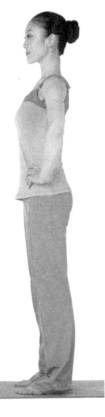

1 脚掌平行以正位站立，双脚打开约一个肩宽，手臂叉腰，手肘稍朝外打开。

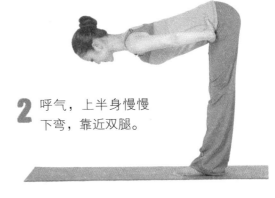

2 呼气，上半身慢慢下弯，靠近双腿。

3 缓慢吸气，手握住大脚趾，头往前伸，收缩腹部肌肉。

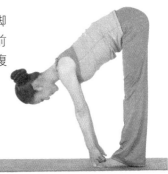

4 缓慢呼气，臀部上提，身体向腿部靠拢，头部下垂，肘部弯曲往外突出，缓慢进行5次呼吸。

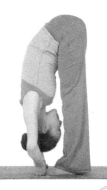

功效：
练习这个体式，可以有效修饰身体各个部位的线条。前倾的动作可以有效拉伸大腿后侧的肌肉；腹部贴近大腿，能有效按摩到腹腔内的各个器官，预防腹部器官下垂等问题；锻炼身体的控制能力和平衡能力，改善腰椎间盘突出。

谦卑战士式

注意事项 练习时，一定要注意保持好身体的平衡，做深长的呼吸来配合身体的动作。患有低血压者不应练习此式。

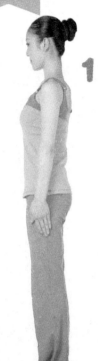

1 山式站立，双脚平行分开与肩同宽，双手自然下垂。

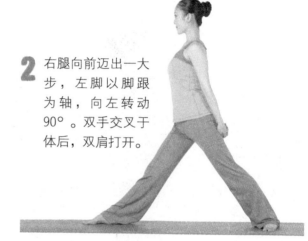

2 右腿向前迈出一大步，左脚以脚跟为轴，向左转动90°。双手交叉于体后，双肩打开。

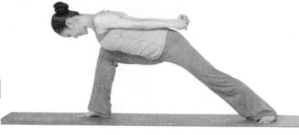

3 呼气，右膝弯曲，身体有控制地前倾，直至上身与右腿重叠。

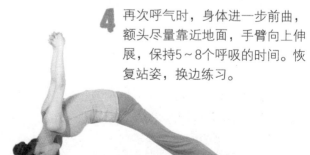

4 再次呼气时，身体进一步前曲，额头尽量靠近地面，手臂向上伸展，保持5~8个呼吸的时间。恢复站姿，换边练习。

功效：
伸展体侧和大腿的肌肉，增强身体力量；舒展髋部，强化踝关节、膝关节及髋关节，缓解手腕和前臂的不适，灵活关节部位；提高平衡性，改善甲状腺、甲状旁腺的功能；按摩腹腔器官，对治疗消化系统疾病有一定辅助效果。

三角伸展式

注意事项 练习此体式时，应力求使体位达到完美的端正，让前脚跟正对后足弓，两侧肩膀位于腿部的正上方，身体的侧面处在一个平面上。

功效：
改善消化系统、循环系统的功能；缓解更年期综合征；缓解坐骨神经痛；舒展脚弓、小腿、腘绳肌腱和腹股沟，增强肌肉的耐力；打开咽喉、胸腔、肩部及髋部；拉伸脊柱；增强腿部和躯干的力量及稳定性。

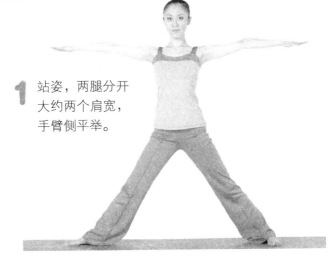

1 站姿，两腿分开大约两个肩宽，手臂侧平举。

2 右脚外转90°，左脚微微内转，呼气，身体从腰部向右侧弯曲。右手抓住右脚大脚趾。

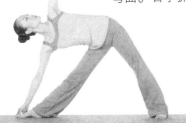

3 左手绕过后背，左手掌扶在右腿根部，头部左转，目视上方，保持3个呼吸的时间。吸气时恢复站姿，换边练习。

简易式：
初学者和腰腿韧性不够的练习者，下落的手臂可能触不到脚趾，这时可将手臂放在同侧小腿胫骨或膝盖上。

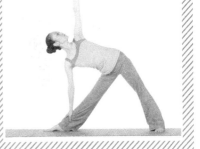

交叉爬行式

| 注意
事项 | 练习此式时，最重要的是通过呼吸保持身体的平衡。大腿一定要始终保持与地面垂直，如果撑地的大腿或者手臂不能垂直于地面就会使身体各部位受力不均失去平衡。 |

功效：
此体式能锻炼全身各个部位，腿部的向上伸展能拉伸腿部后侧肌肉，收紧臀部，美化腿部线条；腰部下压时能锻炼腰背的脊椎，强化腰部的力量。

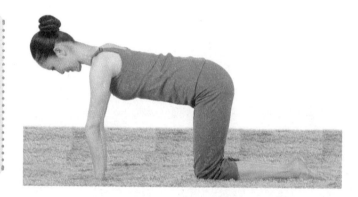

1 四肢跪姿，双手与双膝撑地，腰背挺直，大腿和手臂与地面保持垂直。

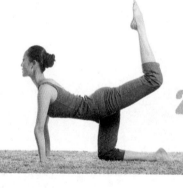

2 吸气，左腿向后向上伸直，小腿脚尖朝上，注意盆骨不要翻转，臀部有收紧的感觉。

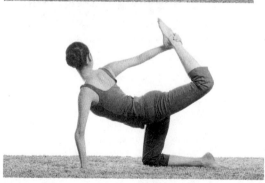

3 呼气，抬起右手，去抓左脚掌或者脚踝，压腰，向上提拉左腿。

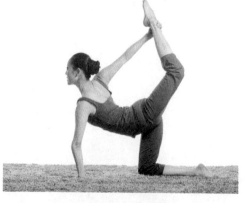

4 目视前方，左腿进一步上提，保持3~5个呼吸的时间。恢复跪姿，换边练习。

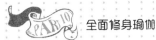

头肘倒立式

注意事项 双腿向两侧打开时，注意保持好身体的平衡，否则容易扭伤颈椎。

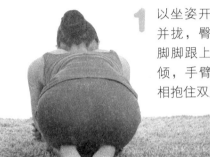

1 以坐姿开始，双腿并拢，臀部坐在双脚脚跟上，身体前倾，手臂在胸前互相抱住双肘。

功效：
这个姿势同头倒立式一样，可以调节肩倒立式的效果，形成身体与思想的能量平衡。而且，本体式还可以修长双腿，打开髋部，有利于灵活髋关节，刺激会阴处，改善各种相关疾病。

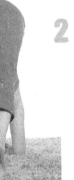

2 吸气，头部顶地，提起臀部，双腿伸直。

3 呼气，收紧腹部，臀部向内夹紧，双腿并拢离地朝天空方向伸直。前臂和肩部支撑着整个身体。深呼吸，使气流穿过整个脊椎，双腿朝向天空伸展。

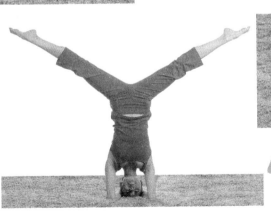

4 再次吸气时，分开双腿，使髋部在重力作用下大大地打开，收紧腹部，保持3个呼吸的时间。

鸟王式

注意事项 练习此式时，需尽量保持好呼吸，动作宜缓慢，手臂交叠后，尽量上抬，令上臂保持在与地面平行的位置，这样手臂拉伸与肩部的活动会更加到位。

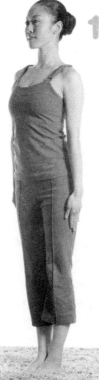

1 挺直腰背站立在垫子上，目视前方。

功效：
锻炼整体的平衡性，协调手部和肩部的关节，使手臂更灵活；锻炼双臂的韧性，收紧双臂松弛的肌肉，使手臂线条更美。

2 双膝略微弯曲，抬起左小腿，从前面跨过右膝，勾住右小腿，将身体重心放在两腿之间，右脚趾张开，牢牢抓住垫子。

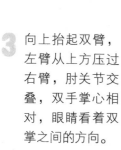

3 向上抬起双臂，左臂从上方压过右臂，肘关节交叠，双手掌心相对，眼睛看着双掌之间的方向。

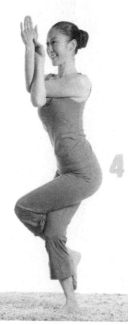

4 吸气，挺直腰背慢慢向下蹲。呼气，上身向前倾，使腹部靠近大腿，保持5~8个呼吸的时间。恢复站姿，换边练习。

啄木鸟变形式

注意事项 这个体式中最容易出现的错误是一边的盆骨翻转，这样的错误体式不仅会使臀部、背部、腹部的肌肉无法得到充分锻炼，身体失去平衡，同时还会给颈部、肩部带来压力。

功效：

后抬腿和双手撑地、肘部撑地的动作能更好地深圳腿部、背部、腹部和手臂肌肉，活化腰椎与胸椎关节，使全身肌肉比例更加协调；借助伸展、挤压动作，能增强全身肌肉的耐力、力量。

1 跪在地上，双手向前撑于地面，双腿弯曲小腿贴地，呈四肢跪姿。

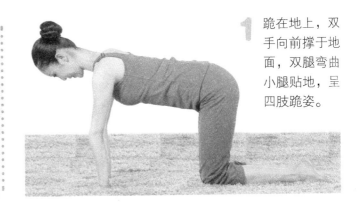

2 吸气，手臂弯曲向下撑压于地面；左腿弯曲向上勾起。

3 呼气时收紧腰腹，左腿伸直绷紧，臀部收紧，使左右骨盆正对地面，保持姿势2个呼吸的时间。

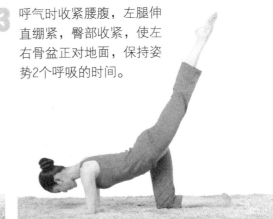

4 吸气时慢慢收回左膝，与右膝平行，调整呼吸，换腿重复练习。

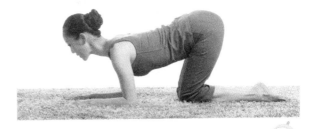

半莲花站立前屈式

注意事项 此体式对身体的平衡性要求较高，练习过程中一定要保持动作的协调性，抬起的那只脚，应该紧贴大腿根部，这样才可以保持身体的平衡，避免摔倒。

功效：
此体式对全身的关节都有很好的伸展效果，尤其是膝关节、踝关节和肩关节，有助于减掉关节周围的赘肉；抬起的腿紧贴大腿根部和腹部，在深呼吸时，能有效按摩内脏器官，温暖腹部。

1 挺直腰背站立，双腿并拢，双手放在身体两侧，肩膀微微打开、放平，眼睛看向前方。

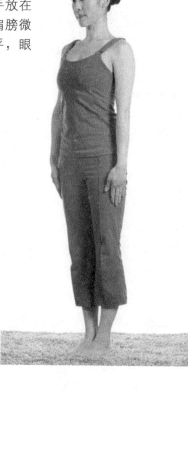

2 左腿向左弯曲，将左脚脚踝放到右大腿上，脚背贴近大腿，左膝朝外打开。左手绕过身后，抓住左脚脚趾，身体保持平衡。

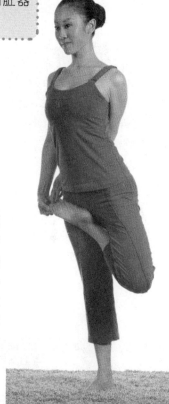

3 深深吸气，呼气时身体缓慢向前屈，右手撑地，保持3~5个呼吸的时间。

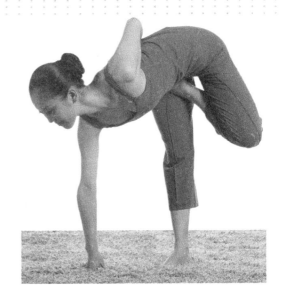

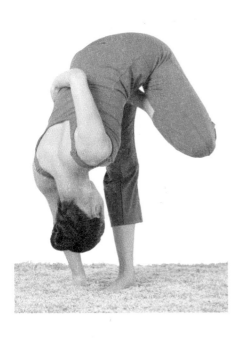

4 再次呼气时，身体进一步向前弯曲，低头，使胸口尽量向大腿靠近，保持2个呼吸的时间。吸气时，上身缓慢抬起，回复到基础站姿，换边重复练习。

简易式：

若手无法从背后绕过抓住脚趾，可以将手背放在后背；身体下弯时，可以在体前垫瑜伽砖降低难度，但身体的重量不要全部落于落地的手臂上，应该稳稳地放在落地的那只脚掌上。

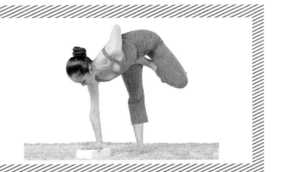

手肘轮式

注意事项 练习轮式准备动作时，需要将手脚放正位，双脚相互平衡，双肘相互平衡，否则完成动作时，四肢摇晃不稳，容易摔倒受伤。

功效：
全方位激活身体各部位肌肉，美化身体线条，预防脂肪堆积形成肥胖；强化手脚力量，协调身体的平衡力；强化内脏机能、按摩内脏，增强免疫力。

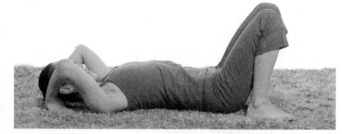

1 仰卧在垫子上，双膝弯曲，脚跟分开约一肩宽，落在大腿根部，双手抬起后弯，掌心落地。

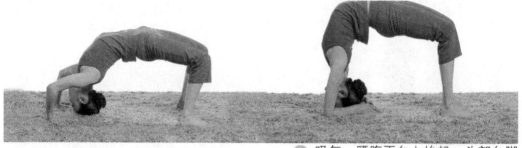

2 呼气，胸腰用力，髋部上抬，手掌和脚掌稳稳地撑住地面。

3 吸气，腰腹再向上抬起，头部向脚部靠拢，双手交叉护于后脑处。

4 呼气，右腿抬起，左脚放平。

5 再次呼气，右脚再次上抬，垂直于地面，保持3~5个呼吸的时间。缓慢收回腿，放下身体，仰卧休息。

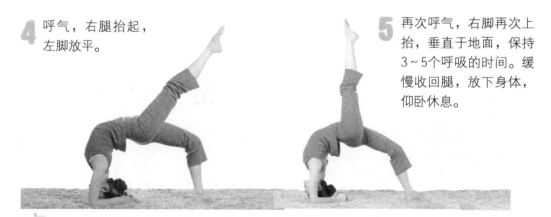

拱桥式

注意事项

在练习时，一定要保持手肘、脚跟、头顶与地面的正确接触，稳定好身体的平衡，才能在此基础上锻炼腰腹和四肢及头颈的力量。需要注意的是，此为高阶瑜伽体位，初学者可从桥式开始练习。

1 仰卧，双臂放于身体两侧，掌心朝下，双腿弯曲，双腿分开与髋同宽，脚心贴地。

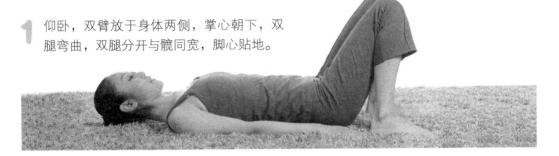

功效：
此体式是一个检查身体是否肥胖的首选体式，它能促进身体血液循环，滋养腺体，调整身体内分泌，避免身体向肥胖发展，可促进新陈代谢和脂肪的消耗，排出体内堆积过多的水分和毒素。

2 吸气，身体保持贴地不动，双手向后弯曲，掌心着地，置于两耳旁。

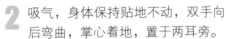

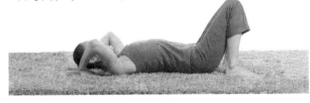

3 呼气，腰腹用力，身体上抬，掌心、头顶心和脚心撑起身体。

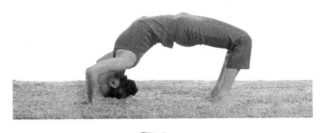

4 吸气，手臂伸直，头部离地，撑起身体，眼睛看向手掌心连线的中间位置，保持5~8个呼吸的时间。

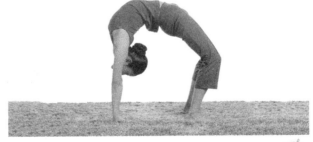

俯卧飞机式

注意事项 练习此式时，要注意身体的平衡，将髋部、肩部都保持在左右平衡的状态，不要一高一低。同时，还要控制好呼吸，呼气时，浅而轻，吸气时，深而有力。

1 俯卧，双手臂前伸，双腿并拢伸直。吸气，伸直双臂，掌心贴地，头部带动肩部和胸部上抬。

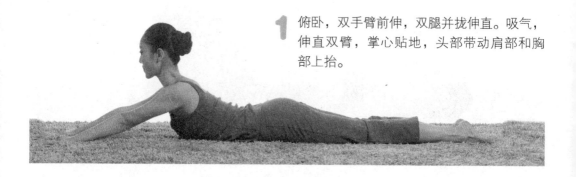

功效：
练习此体式，可以很好地协调身体的平衡能力，增强身体的能量；收紧手臂、腿部，有效消耗身体各个部位的脂肪，雕塑完美的身体线条；锻炼腰腹力量，按摩腹部器官，激发身体活力。

2 再次吸气，左手保持姿势不动，右手上抬，左脚慢慢伸直举起，保持2～3个呼吸的时间。

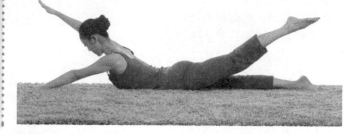

3 吸气，继续抬高右手和左腿，注意肩部放平，左侧髋部压低，不要上抬。眼睛看向右手指尖的方向。呼气，收回右手和左腿，吸气，换边练习。

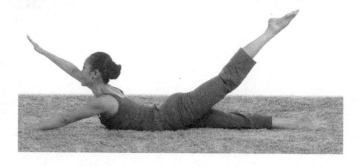

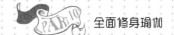
俯卧飞机变形式

注意事项　练习过程中，练习者要把注意力集中在腰椎上，并将髋部、肩部都保持在左右平衡的状态，不要一高一低，感觉身体向两边向上伸展。

1 俯卧，双手臂前伸，掌心朝地，双腿并拢伸直，下巴着地。

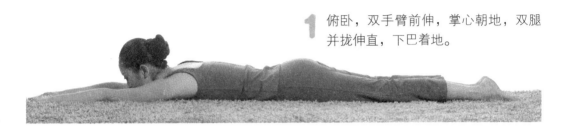

功效：
练习此式，可以强壮脊柱，防止驼背；协调身体的平衡能力；收紧手臂、腿部、臀部；锻炼腰腹力量，按摩腹部器官，激发身体活力，对于腹腔、盆腔疾病有一定的辅助疗效。

2 吸气，双腿脚尖可以微微分开一个肩宽左右的距离，慢慢向上抬起。

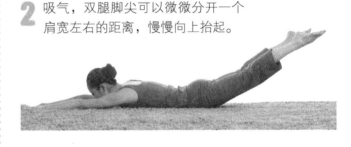

3 呼气，放下双腿。再次吸气时，双臂、双腿一齐抬高，腹部髋部着地，如同飞翔的姿势。

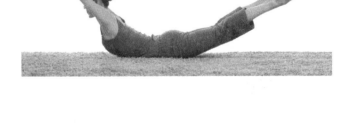

4 呼气，落下身体，下巴着地，手臂落在体侧，全身放松。

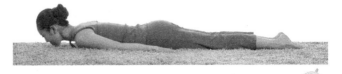

头倒立式

注意事项 此体式为高阶体式，初学者最好不要练习。刚刚开始练习这个体式时，需要利用墙壁来帮助身体平衡，另外最好有专业老师辅导，待练习熟练后，再脱离墙练习。

1 四肢跪姿，小腿、前臂着地，双手十指交叉相握，放在地面上，两臂成正三角形。

2 吸气，臀部抬高，头顶部放在手臂形成的三角形中。

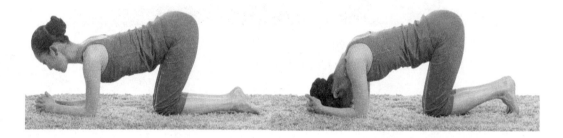

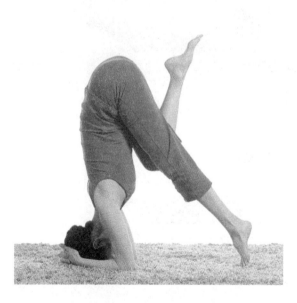

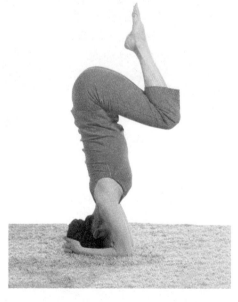

3 呼气，双手交叉紧紧合抱住后脑，臀部抬高，左腿伸直；右膝弯曲向上。

4 保持身体平衡，左腿弯曲向上，双腿抬离地面。

5 先向上伸直左腿，再伸直右腿，双腿尽力向上伸展，保持8~10个呼吸的时间，感觉血液在倒流。收回身体时，身体宜缓慢，慢慢收回双脚和膝盖，深呼吸。

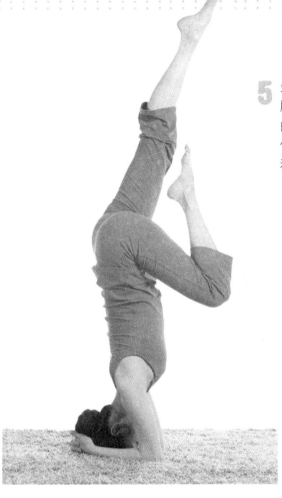

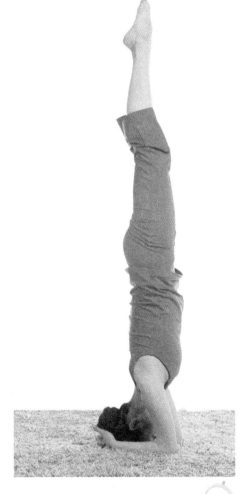

功效：
头倒立是所有瑜伽体式中最著名、最重要的体式之一。练习这个体式，可以增强人的平衡能力，精神得到极大的放松，大脑得到充分的供血和养分。倒立时，涌入头部的血液增多，对松果腺和脑垂体有益，能缓解失眠和记忆力衰退等症状；同时可使内脏器官获得休息，有效预防下垂等症状。

头倒立变形式

注意事项 此体式为高阶体式，不要将头倒立式放在练习的开始，最好能在有经验的瑜伽导师指导下练习。另外，倒立类姿势不适合高血压、心脏病、颈部受伤、腰椎间盘突出、疝气、青光眼、高度近视的人以及月经期间的女性练习。

1 同头倒立体式的准备动作一样，头顶部放在手臂形成的三角形中，双手抱住后脑。

2 双脚伸直，身体垂直于地面，自然呼吸。

功效：
这个姿势同头倒立式一样，可以调节身心能量。倒立的姿势有助于增加脑部供血，改善失眠和记忆力衰退等症状；腿部的变形动作，还有助于促进腿部血液循环，消除水肿。

3 吸气，弯曲左膝，右腿尖绷直，收紧腹部，拉伸右腿，注意控制要身体平衡。

4 保持好身体的稳定，弯曲左腿膝盖，将右膝盖放在左腿膝盖窝上，右脚从左小腿外侧绕住左脚，保持5～8个呼吸的时间。

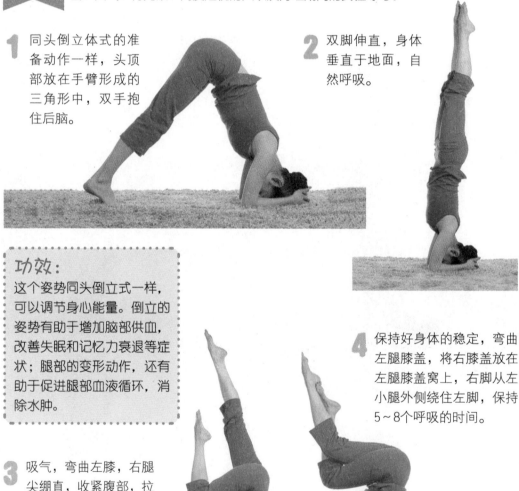